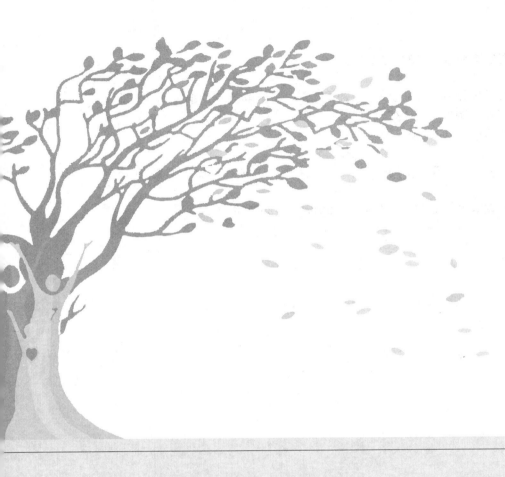

家庭系统排列
核心原理、操作实务与案例解析

周鼎文　著

化学工业出版社

·北京·

图书在版编目（CIP）数据

家庭系统排列：核心原理、操作实务与案例解析／周鼎文著．—北京：化学工业出版社，2017.11（2025.1重印）

ISBN 978-7-122-30772-9

Ⅰ．①家…　Ⅱ．①周…　Ⅲ．①精神疗法－研究　Ⅳ．① R749.055

中国版本图书馆 CIP 数据核字（2017）第 250704 号

责任编辑：赵玉欣　王新辉　　　　　　　　　装帧设计：尹琳琳
责任校对：王素芹

出版发行：化学工业出版社（北京市东城区青年湖南街 13 号　邮政编码 100011）
印　　装：大厂回族自治县聚鑫印刷有限责任公司
710mm×1000mm　1/16　印张 10½　字数 147 千字　2025 年 1 月北京第 1 版第 8 次印刷

购书咨询：010-64518888　　　　　　　　售后服务：010-64518899
网　　址：http://www.cip.com.cn
凡购买本书，如有缺损质量问题，本社销售中心负责调换。

定　　价：49.80 元

▌前言

到今年我接触系统排列二十年了，做了近万个案例，每次看到通过系统排列个案、家庭和企业发生的蜕变，我都非常感动，真心觉得这是一份非常有意义的工作。

在推动系统排列规范化的过程中郑立峰老师与孙瑜老师功不可没，李中莹老师与我也在背后大力支持。很高兴看到系统排列从业的规范化，未来势必会有更多正规的系统排列训导师投入这个行业，服务更多需要的群众。

本书就是针对想要成为排列师的人所编写的，也是为那些准备要成为训练师的人所编写的，是非常实用的参考书。本书从系统排列概论开始，逐一教导如何培养排列师必备的四大核心能力，从知识、技巧、观察感知与实操入手，其中特别选出华人家庭常见的议题，编写成具体可操作的技术模板，让所有准排列师们能有效掌握常见的家庭议题处理步骤。此外，书中还介绍了工作坊的具体实务、常用的团体练习以及参加者常见问题答疑，相信能对系统排列技术的提升有一定程度的助益。

本书的完成首先要感谢海灵格老师，是他让我学到系统排列的精髓，让我有机会支持到许许多多的人改变他们的人生。感谢我所有的学生们，教学相长让我进步更快；感恩道石学院及所有推广系统排列的老师和平台，许多人因为你们而家庭更幸福、事业更成功。同时要感谢妍芳、赵玉欣以及化学工业出版社所有参与人员，你们让这本书得以出版。最后，最要感谢的是玉凤老师与道珍老师的用心策划，子渲老师与道谷老师的编辑整理，他们都是非常优秀的排列师，尽心尽力推广系统排列，有许许多多人都因他们而受益。

周鼎文

2017 年 11 月

谨将这本书献给我的恩师海灵格

及所有的个案与学员

道石学院所有的工作伙伴

以及曾经为系统排列作出贡献的所有老师与平台

还有所有想要让自己以及这个世界更好的人

感谢你们用智慧、用生命、用热情教导我们

共创幸福美好的人生

▌目录

第一章　系统排列概论

一、系统排列简介　　　　　　　　　　　　002

二、系统排列的历史与发展　　　　　　　　003

三、系统排列与中国文化　　　　　　　　　004

四、系统排列的工作方式　　　　　　　　　005

五、系统排列的信息场域　　　　　　　　　006

六、系统排列的应用领域　　　　　　　　　008

七、系统排列的四大意义　　　　　　　　　009

八、谁属于我们的家庭系统　　　　　　　　009

　　（一）血缘关系系统　　　　　　　　　011

　　（二）非血缘关系系统　　　　　　　　011

九、绘制属于自己的家族图　　　　　　　　012

第二章　排列师如何养成

一、排列师心态养成　　　　　　　　　　　014

　　（一）排列师七大戒律　　　　　　　　014

　　（二）助人心态"八大问"　　　　　　　014

　　（三）排列师"八大德行"　　　　　　　018

二、排列师必备的四大核心能力 020

（一）知识 021

（二）观察与感知 021

（三）实作 022

（四）经验 022

第三章　系统排列核心知识

一、良知 024

（一）罪恶感与清白感 024

（二）良知的分类与作用 025

1. 个人良知 025

2. 集体良知 026

3. 灵性良知 026

（三）个人良知如何运作 027

（四）集体良知如何运作 028

1. 完整性 028

2. 平衡性 029

3. 层级顺序 029

（五）灵性良知如何运作 030

二、生命五大法则——灵性灵知的运作法则 032

（一）整体法则 032

（二）序位法则 033

（三）平衡法则 034

（四）事实法则 035

（五）流动法则 036

三、认同与牵连纠葛 038

　　（一）什么是认同与牵连纠葛 038

　　（二）牵连纠葛的来源 039

　　（三）牵连纠葛的解除 040

四、情绪模式 041

　　（一）原始情绪 041

　　（二）替代情绪 041

　　（三）承接情绪 041

　　（四）超越情绪 042

第四章　系统排列核心技术

一、操作的四大步骤 046

第一步："起" 046

第二步："承" 047

第三步："转" 048

第四步："合" 049

二、转化阶段的十大技法 050

　　（一）鞠躬尊重法 050

　　（二）语言引导法 051

　　（三）情绪转化法 051

　　（四）面质挑战法 052

　　（五）回归序位法 052

　　（六）案主面对法 053

　　（七）联结祖先能量法 054

　　（八）提高层级法 055

（九）敲击震动法 056

（十）面对事实法 057

三、排列师操作时心中"五要问" 059

一要问："是否要开始这个排列？" 059

二要问："解决之道要从哪里切入？" 060

三要问："爱在哪里？""爱在哪里？"

"爱在哪里？" 060

四要问："要如何表达爱？" 061

五要问："是否必须中断这个排列？" 061

四、一对一个案系统排列操作要点 062

（一）小人偶排列操作法 062

（二）白纸或彩色卡纸排列操作法 063

第五章　系统排列操作实务

一、华人家庭常见议题八大操作技术模板 066

（一）童年与母亲分离的经验：完成中断

联结（IROM） 066

（二）重男轻女：接受自己，并请求祝福 070

（三）堕胎：表达情感，心中给位置 072

（四）退出父母冲突：回归序位 073

（五）伴侣分离，告别前任伴侣：承认、

负责、心中给位置 075

（六）夫妻失和：彼此有责任，要一起面对 077

（七）协助孩子面对父母离婚：尊重与两个

父母都爱 077

（八）亲人死亡：哀悼辅导　　　　　　　　　　077

二、排列现场紧急状况处理实务　　　　　　　　080

　　（一）代表状况处理　　　　　　　　　　　080

　　（二）案主问题状况处理　　　　　　　　　083

　　（三）团体成员问题状况处理　　　　　　　084

三、有关操作实务的指导建议　　　　　　　　　085

　　（一）对于代表的建议　　　　　　　　　　085

　　（二）对于案主的建议　　　　　　　　　　085

　　（三）对于排列师的建议　　　　　　　　　086

四、系统排列的定位与法律层面的注意事项　　　087

第六章　系统排列案例与解析

案例1　"单亲家庭"的孩子：拾回对爸爸的爱　　　　090

案例2　"大龄圣女"：告别初恋的痛　　　　　　　　096

案例3　"给自己一个机会！"：夫妻问题、
　　　　沉溺酒瘾、开快车　　　　　　　　　　　　106

案例4　错站到儿子的位置：父亲未圆满的前
　　　　任伴侣与孩子　　　　　　　　　　　　　　112

案例5　"他为什么经常乱发脾气？"：丈夫
　　　　承接了他母亲的愤怒　　　　　　　　　　　115

案例6　孩子的便秘与口臭：无法释怀的死亡事件　　117

案例7　与领导发生冲突，怎么解？——人际关系与父亲
　　　　的关联　　　　　　　　　　　　　　　　　120

案例8　我背不了你，但我会陪伴你：助人者的自我整理　124

第七章　如何提升观察力与感知力

一、观察力与感知力　　　　　　　　　　　　　　130

　　（一）排列师训练观察力与感知力的原因　　　130

　　（二）排列中观察感知的对象　　　　　　　　130

二、如何训练感知力　　　　　　　　　　　　　　133

　　（一）静心训练　　　　　　　　　　　　　　133

　　（二）观摩当事人和实操当事人　　　　　　　133

　　（三）排列中没有企图心　　　　　　　　　　134

　　（四）日常生活训练　　　　　　　　　　　　134

三、感知力提升练习　　　　　　　　　　　　　　134

　　（一）AB 扫描法　　　　　　　　　　　　　　134

　　（二）情绪感知训练　　　　　　　　　　　　135

　　（三）身份感知训练　　　　　　　　　　　　135

　　（四）人物、地点、事件信息感知训练　　　　135

第八章　系统排列操作中的团体练习

一、团体暖身练习　　　　　　　　　　　　　　　138

　　（一）相互问候　　　　　　　　　　　　　　138

　　（二）等边三角形移动练习　　　　　　　　　139

二、身体觉知练习　　　　　　　　　　　　　　　140

　　（一）走路的觉知　　　　　　　　　　　　　140

　　（二）身体位置的觉知：基础版　　　　　　　140

　　（三）身体位置的觉知：进阶版　　　　　　　141

三、集体排列练习　　　　　　　　　　　　　　　142

（一）与妈妈或爸爸联结的排列   142

（二）面对疾病的排列   143

（三）与金钱关系的排列   143

（四）尊重家族女性长辈命运，活出自己生命的排列   144

四、内在排列冥想   144

第九章　系统排列参与者常见问题答疑

一、系统排列的效用如何发生？   150

二、哪些人适合接受系统排列？   150

三、什么时候需要做排列？   151

四、做完一个排列后，我需要做什么？   151

五、同样的议题可以多次排列吗？   151

六、如果本人不在场，是否可以做排列？   152

七、不同的系统排列师会带来不同的影响吗？   152

八、为什么"代表"可以感应到不认识的人的感觉？   152

九、系统排列是一种催眠技术吗？   153

十、不同的人担任代表，反应是否会不同？   153

十一、担任系统排列的代表是否有危险性？   153

十二、要学习成为一位优良的系统排列导师有什么要求？   154

十三、家庭系统排列参与者事先准备事项有哪些？   154

十四、学习系统排列必备读物有哪些？   155

附录　道石国际系统排列学院简介（TAOS Academy）   156

第一章　系统排列概论

一、系统排列简介

什么是系统？系统是由相互关联的个体按照一定的规则组合而成的具有特定功能的整体。我们每个人都生活在系统里，小至我们的身体系统、家庭系统，大至国家系统、地球生态系统甚至宇宙系统（图1-1）。简单来说，系统就是多个个体的总和，但是这个新的整体却比个体的总和还要多，也就是"1+1>2"，而多出来的部分就是这个新整体的"生命力"，令这个新整体成为一个有机体，并在个体与个体之间产生了"关系"。

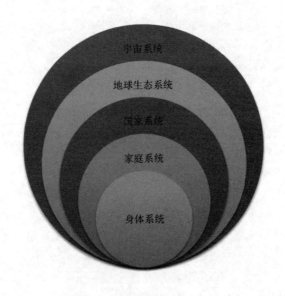

图 1-1

我们每个人都生活在关系里，每个人都希望能够有良好的关系，但却不是人人都做得到，问题究竟出在哪里？人与人的关系除了表面互动外，还受更深层的心理动力影响，但我们很容易只看到表面行为，陷在问题的表象里，如同只看到冰山一角，而没有看到深层关系的实相，所以很容易爱错方式，造成关系失和破裂。而系统排列的研究对象正是人类深层关系。

二、系统排列的历史与发展

如何了解人类之间的深层关系？当初发现系统排列现象的过程大致是这样的：在系统排列发展之前，家庭治疗便已存在，也就是治疗师约谈整个家庭进行治疗，但常会发生一些临时状况，比如父亲需要工作不能出席，或是母亲生病不能来，此时治疗师只好请助理代表这位父亲或母亲，结果奇妙的现象发生了！助理竟然可以说出他所代表的家庭成员的感受，而且是在事先对这个家庭成员一无所知的情况下。这个现象让治疗师们非常好奇，研究之后发现确实存在这样的现象，并进而发展出家庭系统排列（family constellations）的雏形。

伯特·海灵格先生（Bert Hellinger）在与鲁思·麦克莱顿（Ruth McClendon）和莱斯利·卡迪（Leslie Kadis）学习家庭治疗时接触到家庭系统排列的雏形，启发了他以系统为观点、现象学为方法、哲学领悟为引导，将许多传统心理疗法的不同元素整合运用，在整合过程中，他创建了一个独特的引人注目的应用学科——系统排列。自20世纪90年代起，系统排列便在国际心理学界激起热烈的讨论与学习。

周鼎文老师是20世纪90年代较早接触系统排列的华人，并在2001年邀请海灵格先生赴亚洲讲课，举办了第一场系统排列工作坊，正式将系统排列引入亚洲。2002年李中莹老师邀请海灵格先生到中国大陆讲课，系统排列在大陆也开始传播开来，越来越多的人开始学习系统排列，让更多的人从中受益。这十多年来，系统排列专业在中国蓬勃发展。

从应用学科的角度而言，系统排列是一门不断发展的学问，这门学问并非只来自于海灵格先生，它通过许多专家累积的经验和体会而不断丰富、发展。例如，玛丽安·法兰克（Marianne Franke）将学校教育经验注入系统排列；周鼎文老师将中国传统文化融入系统排列；根达·韦伯（Gunthard Weber）和克劳斯·霍恩（Klaus Horn）等将组织系统排列应用到企业；古妮·博克斯（Guni Boxa）、李中莹老师发展了系统排列与精准教练；郑立峰老师致力于中国的系统排列规范化；雅各布·施耐德（Jakob Schneider）将系统排列和故事治疗进行结合；亨利·伯亚（Heinrich Breuer）对催眠和系统排列进行了整合；马奥博（Albrecht Mahr）将系统排列运用到民族和解方面；乌苏拉·法兰克（Ursula Franke）和弗朗茨·鲁珀特（Franz Ruppert）擅长创伤和情绪治疗；伯图·乌沙漠（Bertold Ulsamer）把系统排列讲解得简单易懂；威尔菲德·尼尔斯（Wilfried Nelles）发展了生命整合模式LIP；苏菲·海灵格（Sophie Hellinger）即海灵格的太太将能量工作结合进系统排列等。

三、系统排列与中国文化

海灵格先生第一次来中国时，曾经提到在他阅读《道德经》与《论语》时，与其产生共鸣，而他只是用系统排列的方法将老子与孔子阐述的智慧具象化地呈现在大众面前。近几年来，海灵格先生更不止一次地提到："系统排列文化的根在中国！"

老子说："无为而为""人法地，地法天，天法道，道法自然"。系统排列就是教导人们学习遵循生命大道的法则来生活，而生命大道的法则是什么？结合东西方的智慧，以及系统排列的经验，我帮大家归纳出"生命的五大法则"：整体法则、序位法则、平衡法则、事实法则与流动法则。

其中包含着儒家强调的伦理："父子有亲，君臣有义，夫妇有别，长幼有序，朋友有信。"结合系统排列的心理学方法，让人们更容易接受要各归其位，负起自己的责任。

《弟子规》中也包含着佛家"因果共业"的洞见，通过系统排列，我们用"看得见"的方式呈现因果的关联，让人们有机会自己亲身领悟善恶因果的道理。

是的，这正是我所强调的，想成为一名优秀的系统排列导师，就要学习优良传统文化，并能真正领悟其中的内涵，进而将系统排列与传统文化融会贯通并进行切身实践，如此才能够掌握系统排列的精髓——带着无为的爱，为生命服务。

四、系统排列的工作方式

系统是由相互关联的个体，按照一定的规则组合而成的具有特定功能的整体。系统间的个体相互关联，彼此间以某种方式相互影响，其中一个个体改变，其他的个体也会随之改变。因此，系统中的每位成员都参与整体系统的构建过程和所有重要事件。系统里的这些成员彼此间是如何运作的呢？它的运作是通过成员之间的"信息场域"(the field)进行的。比如，人的潜意识是一种信息场域，而一群人构建的信息场域就是"集体潜意识"。

系统排列的工作方式让我们直接观察到一个人或是一个系统的深层信息场域，如同看到冰山的底层（图1-2）。

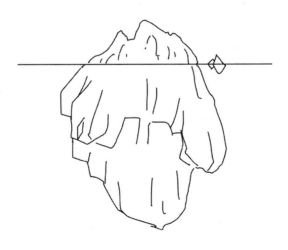

图1-2　冰山

当来访者寻求协助时，排列师会首先请他扼要叙述议题，然后排列师会请工作人员代表与来访者议题有关的关键角色，并请来访者根据直觉将代表们移动到他想排列的位置，面向不同的方向，也就是将代表们的关系排列出来。

当代表们的位置呈现出来，立刻形成一个系统的"信息场域"，而系统里的深层信息便通过代表们呈现出来，比如系统里有成员被排除、有成员想离开、彼此的长幼序位出错、人际互动失衡等。原本存在于来访者心中的议题，通过代表们的位置与移动，被具象化地呈现。

虽然代表们事先没有被告知任何信息，也没有任何排练，但他们能在安静且专注的情况下，立刻中立地将自己感受到的信息呈现出来，包括身体感觉、内心感受以及深层的情绪想法，这样，代表间的深层关系与议题背后的根源动力便有机会清晰呈现，经过排列师的探索与引导，问题的解决之道也可能随之浮现。

五、系统排列的信息场域

系统排列以人的身体作为信息的接收器与发送器，探索整个系统里的信息影响与变化状态（图1-3）。

系统排列中的代表为什么能够感知到真实家庭成员的感受和想法呢？人的身体具有本能接受信息与发送信息的能力，只是在于我们的心是否足够安静，能够觉察到它而已。比如我们进入不同的家庭，我们所感受到的"氛围"就是一种信息。因为信息有多种存在的方式，而不仅仅限于文字和语言，而通常在生活中，我们头脑所能够留意到的信息不到我们所接收到的信息的10%。但是当系统排列中的"代表"经过训练，能让自己的心真正安静下来，回归中心，愿意更专注地去感知信息的时候，就能够唤醒本有的感知能力，而场域内的信息就能通过代表的感受呈现出来。

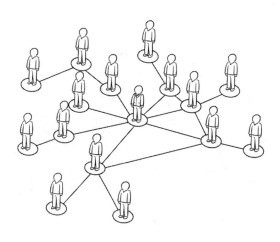

图 1-3

同时，在系统排列场域中，当个案将代表移动到不同的位置，系统内的信息就通过代表所处的位置和关系呈现出来（图1-4）。

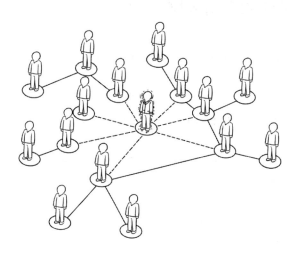

图 1-4

在系统排列中，如果有个人离开自己的位置，站在了其他人的位置上，这就说明这个人有可能取代了某个人的位置，或承担那个位置上的人的身心感受，甚至会跟随或重复那个位置上的人的命运（图1-5）。

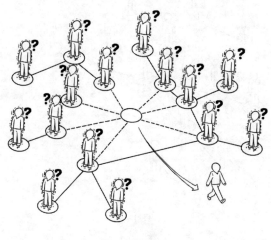

图 1-5

六、系统排列的应用领域

系统排列已被应用在如下领域，并取得较好的应用效果。

（1）个人关系议题　支持我们建立融洽的父母关系、良好幸福的婚姻两性关系、亲子关系、工作与人际关系等。

（2）身心成长议题　支持我们建立更有效的情绪管理模式，整合身心健康，唤醒内在觉知，让家族的生命力成为工作与生活的助力。

（3）事业财富议题　探索与呈现我们的金钱财富关系，重新定义生涯规划，支持个人职业生涯发展、事业经营等。

（4）企业与组织议题　支持企业建立更成功的经营发展规划，探索组织深层动力，寻找问题解决方案，协助重大决策的决定与执行后的检核，人事调整与管理等。

七、系统排列的四大意义

每个人的内在不同，所遇到的问题也不尽相同。一个人的内在创造出外在的生命实相，系统排列绝不仅仅是帮助当事人解决问题，更重要的是帮助当事人的内在成长改变，只有当一个人的内在发生转化的时候，才有更高的智慧和能量面对之前的问题。

因此，系统排列的四大意义如下。

① 系统排列支持个案面对议题或困境，看到自己的人生模式是怎样运作的，自己的盲点是什么，进而改变命运。

② 系统排列支持个案内在成长，唤醒个案内在力量，转化生命轨迹，朝向幸福成功。

③ 系统排列支持个案觉知家族系统隐藏动力的影响，将家族背后的力量转化为支持祝福的力量。

④ 系统排列支持人们领悟生命的道理，提升人的素养，为和谐社会实践服务，为人类和平服务。

八、谁属于我们的家庭系统

我们所有的人都与家庭紧密地联结在一起，这种联结程度超出了我们头脑的想象和认知。我们不仅从家庭里面继承良好的特质和品质，也同时为家庭承担负面的情绪和能量，甚至与家里的其他人一样，有着相同或类似的命运模式。一个人即使与家庭分开，仍会与家庭的能量联结在一起，仍旧会被家庭里所发生的事情、家人的行为和感受所影响。

家庭系统排列证明，我们与我们的家庭成员，无论是在世的成员还是过世的成员，无论是我们熟悉的、相处得很好的成员或是与我们关系很差甚至是我们不知道其存在的家庭成员，都有非常紧密的联结。

并不是每个亲戚都属于我们的家庭系统，只有一群特定的人属于我们的家庭系统，也就是会造成牵连纠葛力量的家庭成员，包括"血缘关系"和"非血缘关系"（表1-1）。

表 1-1　家庭系统构成表

系统构成	分类	释义
血缘关系	晚辈——孩子	我们的孩子，包括早夭、堕胎或流产的孩子，以及私生子或被送养的孩子
	平辈——自己、兄弟姐妹	包括早夭、堕胎或流产的兄弟姐妹，以及私生子或被送养的兄弟姊妹
	父母辈——父母与父母的兄弟姐妹	叔、伯、姑、舅、姨
	祖辈——祖父祖母、外公外婆	不包括祖父母和外祖父母的手足，除非是具有特殊命运的人
	曾祖辈	有时还会加入1～2位曾祖辈，即具有特殊命运的人
非血缘关系	让出位置	由于前面的伴侣让出位置，后面的伴侣才能进入这个家，因此前任伴侣也属于系统。包括父母、祖父母、外公外婆的前任伴侣
	不当得利	透过财产继承，让后代子孙同时继承了这些未竟的怨恨与罪恶感，无论是直接或间接
	生死纠葛	意指发生杀害、谋杀或意外，与加害被害有关的生死事件，例如车祸或伤害致死

（一）血缘关系系统

我们的孩子；

我们自己以及我们的兄弟姐妹；

上一代的父母与父母的兄弟姐妹，也就是我们的叔、伯、姑、舅、姨等；

祖父祖母、外公外婆，有时还会加入 1 ~ 2 位曾祖辈。

祖父母和外祖父母的手足不包括在内，除非是具有特殊命运的人。

这些人都属于我们的家庭系统，不管他们活着或已过世，是否因为早夭、堕胎或流产而离开人世，是私生子或被送养，都与我们同属一个家庭系统。每个人都必须在系统里有个位置，这个系统才算完整。

（二）非血缘关系系统

除了和我们有血缘关系的人对我们有重要影响外，还有一些与我们有特殊缘分的非血缘关系者，也与我们的命运联结在一起，因此也属于我们这个系统的一分子，不过他们却是我们最容易忽略，但又对我们影响极深的人。在我们心里要承认他们，而且在我们的系统里都要有他们的位置。这些与我们命运联结的非血缘关系者，主要来源有以下三种。

（1）让出位置　由于前面的伴侣让出位置，后面的伴侣才能进入这个家，因此这位前任伴侣也属于我们的系统，例如前夫前妻、前任伴侣，以及父母、祖父母、外公外婆的前任伴侣。以父亲为例，如果父亲与母亲结婚前有前妻、前任亲密伴侣，是因为他们的分开，因为她让出位置，才使母亲与父亲结婚并生下我们，所以她对我们的影响也很大，同样也属于我们系统里的一份子。

（2）不当得利　不当得利的纠葛通过财产继承传递给后代，后代子孙在继承财产的同时，也继承了其中未竟的怨恨与罪恶感，因此继承者无论是直接或间接受益或受害都要付出代价。接受不当利益的人往往家庭疏离、兄弟阋墙、事业失败或金钱蒙受损失，严重者甚至发生意外等。这些金钱与心念的纠葛将双方的家族牵连在一起，金钱数量越庞大、怨念越深，集体潜意识里越会形成一个纠葛的系统；而受害的家庭也因为心中不平，怨恨难消，让自己与后代也卷入这个集体的纠葛系统中，因此，就算是被害的一方，也要学习如何用好的方式化解纠葛并达到平衡，如此自己才能从中解脱。

（3）生死纠葛　意指发生杀害、谋杀或意外，与加害被害有关的生死事件，例如车祸或伤害致死。不管是加害方家人或者受害方家人，这些事件会让彼此的命运联结在一起，变成一个大的系统。这是一种大的纠葛，即通过生死所带来的纠葛，所以这些人会影响加害方的后代，也会影响受害方的后代，因此造成加害者与受害者及其后代一起承受未和解的情绪和能量。

九、绘制属于自己的家族图

完整的家庭系统图见图1-6（摘自周鼎文所著的《爱与和解》）。

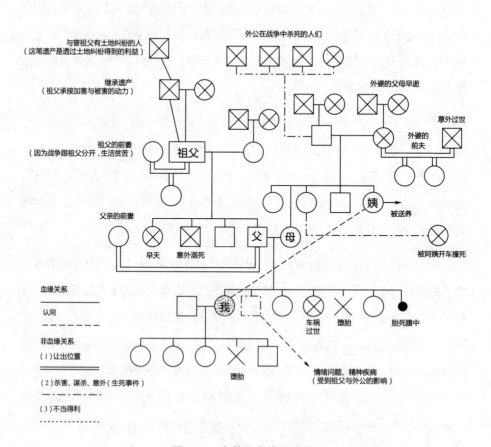

图1-6　完整的家族系统图

第二章　排列师如何养成

一、排列师心态养成

（一）排列师七大戒律

为使排列师秉承"正知、正念、谦卑、精进"的信念从事系统排列工作以及推广这门文化，周鼎文老师制定了排列师七大戒律，用"戒律"两字表示了它的重要性。

第一戒律　戒装神弄鬼：让系统排列成为"人"可以做的事情，中正朴实地呈现系统排列；

第二戒律　戒夸大效用：不把系统排列作为治疗的手段，不对来访者承诺治疗效果；

第三戒律　戒利用个案：不利用个案谋取排列师个人名利及其他利益。

第四戒律　戒介入他人责任：不把当事人的责任背在自己身上，跟随不控制，陪伴不激进；

第五戒律　戒与当事人发生不当的性关系；

第六戒律　戒涉及非法：系统排列个案操作时需遵守当地的法律规条，不做违法乱纪的事情；

第七戒律　戒谈论政治：在系统排列个案进行过程中及在课堂讲授系统排列课程期间，不评论政治上的是非功过。

（二）助人心态"八大问"

排列师的助人心态：我愿意放下拯救的心，用无我的精神，在适当的序位上为这个世界做一些好事。心态比技术更重要，如果没有正确的心态，排列师的技术反而可能为排列师带来不好的影响。

一问：我是为了个案，还是为了自己？

在电影《指环王》中，"魔戒"戴到谁的手上，谁的内在欲望就会被它放大膨胀，最终被欲望驱使，迷失自我。系统排列就像那个"魔戒"，排列师需要随时反观觉照自己是走在与道同行的修行之路上还是自我膨胀的迷失之路上。

排列工作中，每个人希望得到认可嘉许的"小我"经常会跳出来，希望按照"我"的想法和计划完成一个完美的排列，期许获得学员的认可。此时排列师需要与自己的内在对话："亲爱的小我，我看见你了，你希望我受人尊敬，表现完美。谢谢你，我会处理好后面的步骤，在我的序位上为个案服务。"然后用一颗无为的心来聆听"道的指引"，按照对个案当下最有帮助的方向来工作。

系统排列是排列师个人的修行之路，排列师要放下所有的担心、恐惧和对完美的追求，投入到这份关于"爱"的工作当中。

二问：我是在个案的问题上打转，还是在寻找解决之道？

个案的议题通常与父母亲、伴侣及孩子相关，当然也可能与其他人相关。排列师需要将整个系统的所有成员放在心中并给予每位成员同等的善意与关注，特别是那些被系统排除和遗忘的成员。排列师为整体系统服务，而不是为当事人解决问题。

每个议题都属于一个更大的整体，当排列师向更大的整体敞开，保持一点距离，不要求任何事情的发生，也不害怕任何事情的发生，解决之道的画面和语句也许就会浮现，那些句子往往来源于生命更深层的力量。

当然有的个案并不是来寻找解决之道，而更愿意沉浸在自己固有的人生模式和过往的内在世界之中，因为选择冒险变得和以前不一样是需要勇气的，有时甚至要背负罪恶感向前走。排列师要觉察出是与个案共同在问题中打转，还是在寻找解决之道。

三问：我是否有企图心？

系统排列中，一切情况都有可能发生，排列师在场域中只是一个管道，排列师的责任是联结生命能量，创造出无条件的爱的场域。

排列师助人的首要原则是不要有企图心，允许自己置身于场域之中，跟随生命力量的指引，通过排列唤醒个案自愈的能量，当排列师创造出爱的场域时，更大的生命力量就会通过排列师支持排列。

排列师不要超过当事人的意愿去操作排列，例如，带着同情心认为："我们再试试看，或许我们能找到更好的解决方法。"每个人都是自由的，都可自由选择和创造可能性。当排列师想给予个案的超越了个案所期待得到的，排列师的内在能量就会流失。因为排列师成为拯救者的同时，就会失去自由，拯救者最后会变成受害者。

如果排列师发觉自己有强烈的拯救个案的企图心，请觉察自己究竟想拯救的是谁？是否是内在意图的向外转移？排列师可以问自己："我想帮谁但没帮成？""我想做什么但没做成？""我想帮助别人是否因为我想被别人帮助？""我是否想通过帮助他人来逃避面对自己的问题？"。排列师很容易把自己尚未达成的目标和没有完成的人生功课投射到个案身上，这只是一种利用个案圆满自己的投射，与爱无关，这样反而让排列师逃避了自己要面对的功课。排列师要带着觉知，把排列工作的内涵实践在自己的生命中，完成个人的生命功课。

四问：我是否在追逐完美的排列过程？

在排列个案中，排列师只需要做自己能够做的，而无需将所有的一切做到完美。排列师无法创造一个完美的排列个案，因为完美的排列个案是排列师头脑中的欲望。追逐完美的个案表明排列师内在有一份对完美父母的期待。

排列师应放下对完美的期待，比如试图通过一个排列帮助个案呈现所有的系统动力、支持个案解决所有的问题、让系统的所有纠葛和解。

在个案中排列师在出于拯救个案或自我表现的动机进行排列，就会越界。个案并不是通过排列师成长的，系统排列和排列师只是个案成长的助力，成长的第一步是当事人内在有一份愿意成长的动力。

五问：我是否站在神的位置想改变一切？

有人将系统排列当成解决问题的工具，妄想创造出一个没有问题的世界，或带着修理东西的心态求助于排列师，希望排列师解决自己的问题，就像希望钟表匠把一个坏掉的手表彻底修好。个案带着"把所有问题都彻底解决"的期待来求助排列师，而排列师的内在往往也无意识地带着同样的期待："希望能够像神一样帮助个案解决所有的问题。"但排列师越这样期待，力量就会越弱。

一个没有问题的世界是不存在的。如果当事人本人没有改变，即使排列师通过排列帮助当事人解决了目前的问题，当事人可能很快还会遇到同样的状况，因为当人的内在没有成长转化的时候，就总是会遇到同样的问题，如果排列师支持当事人内在成长转化，即使当事人再次遇到类似的状况，也可能有机会用不同的方式面对，创造出不一样的结局，所以排列师关注的焦点应该是当事人这个人，而不是当事人的问题。当排列师帮助一个又一个当事人解决问题，排列师就背负了越来越多不属于自己的责任。

六问：我是否想成为当事人完美的父母？

当事人有时候会把对完美父母的期待投射到排列师身上。排列师如果也愿意去扮演当事人的完美父母，当事人真实的父母就被排除了，排列一定不会成功，因为当事人最终会发现，排列师无法成为他心目中的完美父母。

排列师不掉入投射性认同的关键是排列师能够与自己的父母联结，修复自己与父母的关系，保持尊重当事人的父母，在心中给予当事人父母位置。一个优秀的系统排列师首先是一个能够尊重自己父母如实样子的人，一个可以联结到父母的人。而排列师能够给予当事人的最大支持就是支持当事人联结到他的父母，通过联结父母，联结到更大的生命力量，因为每个人都是通过自己的父母来到这个世界的。

七问：我是同情当事人还是共情当事人？

没有当事人需要排列师的同情，每个当事人独特的生命历程背后都隐藏着生命的能量，每一段经历都可以支持当事人走向觉醒，同情当事人实则是在削弱当事人的内在力量。

共情与同情是不同的，共情当事人是排列师陪伴当事人跟随生命之流，联结到当事人的内在感受，唤醒当事人的内在力量，领悟生命大道，让爱流动的过程。而同情则认为当事人应该有不一样的命运、经历，而其实任何一种表面上看起来不好的经历都蕴含着巨大的力量。

八问：我是否遵循了最少介入原则？

排列师应随时觉察自己在以怎样的模式支持当事人，是否多做了什么或少做了什么？排列中当事人的内在成长意愿是排在首位的，如果当事人不愿意负起自己的责任，任何人都支持不了当事人。当事人首先要自己迈出成长的第一步，而不是由排列师迈出第一步。

排列中排列师无需过多的解释，过多的解释会削弱排列的能量。

排列师在助人的过程中如果违反了生命五大法则，造成系统更大的失序或失衡，排列师也要承担相应的责任。排列师在遵守最少介入原则的同时，更要从整体观上推动系统朝向生命五大法则的方向。

（三）排列师"八大德行"

系统排列是"与道同行"的事业，唯有厚德才能载道。排列师应当具备的八大德行如下。

① 正知：对系统排列专业有正确认识，没有迷信与不切实际的妄想。

② 正念：超越善恶分别，没有企图，带着觉知与场域和谐共振助人。

③ 谦卑：如同空杯，不断学习，不膨胀自我，不夸大疗效。

④ 精进：积极在自我与专业上下功夫，不断精进、再精进。

⑤ 无惧：准备超越极限。

⑥ 无为：顺着场域流动，没有自己的企图，内在只是如如不动的观照。

⑦ 无爱：无小爱，而是以无我之大爱来助人。

⑧ 厚德：厚德才能载道，排列师自己要先做好人，在生活中踏踏实实实证，才能更好地为生命服务。

那么，如何增进排列师的德行与功力？

（1）专业不断精进是助人的根本　排列师要定期接受资深导师的督导，改进盲点，强化助人力道，和同伴互助支持，才能在助人的道路上不断进步。

（2）内在不断成长是负责的态度　系统排列理论、技巧可以很快学到，但是排列师内在的修为和助人态度决定了排列工作的深度和高度。系统排列不是一门技术性的工作，系统排列与生命息息相关，与排列师的内在状态息息相关。排列师首先要做到的是整理好自己的内在，从过去的经验和伤痛中释放自己，排列师自己成长之后才能更有力量地支持当事人。

排列师往往容易忽略的一个盲点就是："排列师只顾着疗愈他人，却逃避了自己需要面对的议题，忘记了把疗愈的力量带给自己。"排列师可以不是完美的，但排列师必须是不断精进成长的。

（3）多排列，当事人是最好的老师　系统排列工作是一条修行之路，而对于排列师来说，这条修行之路上最好的老师就是当事人。面对每一个来到自己身边的当事人，排列师都可以反观自问："这个当事人来到我的生命中是要带给我怎样的学习和指引？""我自己的生命当中是否存在同样的议题？""我本人是否好好地面对了同样的议题？""来到我身边的当事人哪一种类型的议题比较集中？""透过这个当事人或这个类型的当事人，我可以从中学习到什么？"。

排列的过程往往直接反映出排列师的个人内在模式，排列师如何对待当事人，是用自己固有的模式对待当事人？还是能够活在当下，联结到场域，跟随更大的生命力量的指引？

（4）多反省，领悟自己的强项和弱项　排列师应在每次当事人内化成长之后，记录可以发挥得更好的优势；记录自己的弱项，以转化提升；记录遗漏的动力和方向；制作自己的秘籍以便在排列中自我反观，减少盲点，不断提升。

（5）多静心，为更大的生命力量服务　排列师越能放下自我，接受生命如实如是的样子，排列师的内在空间就越大。生命的安排超出我们的想象和判断，事情表面的好坏无法呈现背后的力量。排列师的工作不只是操作系统排列，而是为更大的生命力量服务。排列师能够有觉知地为生命服务就是觉醒。当排列师能够带着一颗感恩的心活在当下，排列师就能够踏上与道同行的道路。

二、排列师必备的四大核心能力

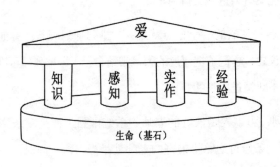

图 2-1　系统排列师必备"四大支柱"

优秀的系统排列师必备的四大核心能力分别是：知识、感知、实作以及经验（图2-1）。排列场域有生命大力量的支持，优秀的系统排列师要能专精与善用这四项核心能力，通过精进成长，为生命服务。

（一）知识

系统排列涉及的相关学科主要有现象学、心理咨询技术、精神分析、团体动力、完形治疗（Gestalt Therapy）、TA 脚本分析（Transactional Analysis）、艾瑞克森催眠疗法、NLP（神经语言程序学）、拥抱疗法、萨提亚家庭雕塑等。

若排列师没有相关心理学理论知识而去模仿操作排列或是全然依靠感觉操作排列，排列工作是无法深入开展的。

知识是系统排列的基础，但在排列过程中排列师又必须放下知识敞开自己，在当下联结感知场域，不要让所学的知识成为排列工作的障碍，不要让头脑的分析阻碍了与场域的联结。

（二）观察与感知

外在观察和内在感知的结合，便能产生洞见。

——海灵格

（1）观察　观察是敏锐、精确、指向细节的。资深的排列师会敏锐捕捉到场域呈现出的很多信息。有的人以为资深的排列师有特异功能，其实并不是，正所谓："相由心生"，观察当事人的动作、表情、衣着打扮，观察当事人排出的代表位置，观察代表的表情、细微动作与移动过程等即可获得许多信息。

（2）感知　感知从归于内在中心而来，当排列师放下思虑、企图、区分和恐惧，对存在敞开，交托自己，允许更大的力量指引，跟随感知采取行动，感知与行动就是合一的，并带给排列师更深刻的成长。感知要求排列师敞开自己、保持距离地看待一切，允许多种事物同时进行，而后获得一个笼统的印象，但并非精确的细节。感知会让排列师获得非外表形式的信息，或连当事人自己也不熟知的信息，了解事情的隐藏动力与能量。

感知所能达到的更深一步，是对观察与感知到的事物产生融会贯通的理解，超越观察和感知到的信息，领悟到其中的深意。

（三）实作

排列工作的核心是排列师联结更大的生命力量，建立起一个让爱流动的场域，而提升排列师内在功力的最好方式只有不断地"做做做"。

排列师的实作力包含以下两个部分。

一是排列师个案操作层面的实作。个案操作是排列师进步的基础。排列师应对来到自己身边的当事人心存感激，在每一次操作后不断总结提升，记录排列过程中的优点和不足，发挥优势，避免再犯同样的错误，扎扎实实地累积自己的排列经验。

二是排列师在实际生活中践行排列中所学的实作。排列师能够将排列工作的内涵与法则落实在自己实际生活当中的程度决定着排列师的深度，排列师越能够将排列场域中的所学所感贯彻到生活当中，越能够更好地运用生命五大法则，其排列工作能更加深入和更有力量。

（四）经验

经验可以支持排列师更精准地与个案共同工作，探索议题，但没有任何两个个案是完全相同的，即使个案表面的诉求议题相似，其背后的动力和成因也可能完全不一样。每个个案都是独一无二的，排列师既要通过当事人操作累积经验，又不能局限于自己的经验，而要在每一次工作中放空自己，与当下联结。

第三章　系统排列核心知识

系统排列是一门不断发展的学问，是一门活着的学问，它并非来自于学术。海灵格先生只是把他在排列场域中所领悟到的洞见与众人分享，他从未把系统排列的知识变成一套理论。因此，系统排列不是某种理论知识，而是可以直接体验的生命科学，通过系统排列，海灵格先生、全世界成千上万优秀的系统排列师以及参与者共同将生命中重要的规律展现出来。系统排列仍在不断进步与发展，如同海灵格先生所说："领悟，来自于参与。"

一、良知

"良知"（conscience）的洞见是海灵格先生的重要贡献，他所观察到的"良知"与我们一般在生活中所说的"道德良知"不同，他是在描述人类一种隐微却影响巨大的心理状态。我将其简单地描述如下。

人类是群体性的哺乳类动物，就如同狮子、狼群、斑马等，在深层的生物记忆里，脱离群体就代表着危险，例如再凶猛的狮子如果落单，就有可能被狼群吃掉。因此，一个人是否能够适当地与其所在的群体相处，可能影响到他的生存。当一个人的行为危害到他与群体的关系时，他的内在就有一个警报器响起"哔哔哔"，传递出信息："你的行为危害到你与这个群体的关系了！"这个警报器就是良知，人们所感受到的这种不舒服的感觉就是"罪恶感"。

当人们改变行为，使行为不危及其与这个群体的关系时，良知的警报器便会传递出另一种信息："你现在安全了！"，这种舒服的感觉就是"清白感"。

所以，良知就是一个警报器，告诉我们与某个人或某个群体的关系状况，我们的所作所为是否影响了我们的归属。

（一）罪恶感与清白感

良知在关系中时刻分辨着我们的行为："这么做会伤害关系还是滋养关系"。

当行为伤害关系时，我们会体验"罪恶感""内疚"；当行为滋养关系时，我们就会体验"清白感""安心"。

为了维系这份关系，罪恶感会迫使我们改变行为；清白感则会使我们感到被接受，可以安心前行。

然而罪恶或清白的良知，和真正的善恶并没有多大的关系。例如，在小偷的群体中，小偷可能因没偷东西而会良心不安。甚至许多残暴和不公正的行为，常常会借着清白无辜之名来进行。

（二）良知的分类与作用

良知可以分为个人良知、集体良知和灵性良知，其区别如下。

1. 个人良知

个人良知（personal conscience）就是我们的想法、感受或做法是否符合某些人的要求或期待，而这些人通常是家庭、公司等我们所归属的群体，个人良知的功能就是确保我们跟这些人或群体能够有紧密的归属关系。如果我们的想法、感受或行为危害到这样的关系时，个人良知就会觉察并且发出令人不舒服的"罪恶感"的信息；如果符合群体的要求或者修正了行为，个人良知也会觉察并且发出让你安心放松的"清白感"的信息。

例如：

在朋友圈里："如果你不做这件事，你就不够朋友！"

在公司里："如果你不听上司的话就会被开除。"

在家庭里，妈妈说："如果你再调皮，我就要生气了！"

爸爸说："男孩子就是要活泼一点才好！"

所以，个人良知对于每种关系都有不同的标准，就像我们对父亲、对母亲、对朋友、对公司、对于我们所属的每个群体，都有不同的标准。因为不同的标准会产生良知上的冲突，所以我们会对不同的人与群体产生不同的罪恶感或清白感。借由所谓"善恶对错"之分，在"归属"的同时，也将其他人"排除"于群体之外，即"做相同的事的人就属于我们这一伙的，不与我们做相同的事的人就不是我们这一伙的"。

2. 集体良知

集体良知（collective conscience）所涵盖的范围较大，主要关注于群体的完整性以及这个群体中应有的长幼先后次序的维持。人类的集体良知包括家族、公司、人际团体、宗教组织、社会、国家等系统。集体良知涵盖了家族或其他群体中的所有成员，并不以个人利益为出发点，而以集体系统的存活优先，为了系统的完整性，集体良知甚至会牺牲个人利益，因此，集体良知与个人良知常常相互冲突，不同的集体良知之间也会发生冲突。

例如，您想要就近照顾年老的父母，公司却派你出国担任总裁要务，肩负开发市场重任。

虽然人们较少谈到集体良知，但却深深受到集体良知的掌控，人们只有从其结果才能感到它的存在。例如，家族的集体良知导致重复伤害模式出现时，或因为宗教或种族的集体良知，出于所谓"好的良知"而带来许多盲目杀戮与攻击行为时，人们才会感受到它的影响。而这正是系统排列对人类的贡献，它能够帮助人们"看到"集体良知如何运作、如何影响我们。正是有了这样的觉察，人们才多了一个改变的机会，可以减少无意识的伤害，可以减少不必要的攻击与杀戮，而要真正过上有觉知的生活，就需要靠"灵性良知"转化。

3. 灵性良知

灵性良知（spiritual conscience）也被称为"道"的良知，它对万物一视同仁，没有"善与恶""归属与排除"之分，它对所有的人都报以同样的爱与善意，无论他们的命运如何。

跟随灵性良知需要很大的努力，它是一种修炼，也是一种冒险，一开始甚至会有内疚、恐惧与孤独感，因为它会摧毁我们对任何形式价值观的认同，包括对个人、家庭、宗教、种族、文化与社会等的认同，带领人们超越上述两种良知的限制，跟随更伟大的整体意识。

如老子所言："道常无名，朴虽小，天下莫能臣也。侯王若能守之，万物将自宾。"

这样的爱一视同仁，如果偏离了大爱，灵性良知会提醒我们，以确保每个人都受到这份大爱的照顾。

有了良知的概念，再来看许多事情就变得更加清晰，良知的力量影响着许多事情的发展，小到个人、家庭与公司，大到社会、国家等群体。

（三）个人良知如何运作

个人良知的运作是为了满足以下三种需求。

① 归属感的需求：达到所属群体的要求，我们就会觉得清白，感受到亲密的归属感；反之就有罪恶感，会感到被驱逐和疏远。

② 平衡的需求：当施与受平衡时，我们会感到心安，觉得清白；反之我们会有亏欠和受约束的罪恶感。

③ 秩序的需求：当违反秩序或法律时，我们会有罪恶感，并且害怕会有不良的后果及处罚；当遵守秩序或法律时，我们就觉得心安理得。

以上三种需求是人性的基本需求，在成长过程中，为了满足上述需求，各种良知逐渐塑造了我们的世界：为了满足归属感的需求，我们会忠诚于家庭的信念与命运，例如重男轻女、婚姻不幸福、为了和谐压抑情绪的模式等，从而渐渐地创造了自己的命运。

不是每个人都想要过好的生活吗？为什么结果会存在这么多问题？那是因为

命运被背后的个人良知力量所影响，也就是被"孩子般盲目的爱与忠诚"所影响——"如果我过着和你们不同但更好的生活，我会感到'背叛'了你们""如果我活出我独特的样子，我会觉得有'罪恶感'"。因此，家庭系统排列工作的重点就是，将孩子般盲目的爱蜕变为成熟的爱、觉悟的爱。因此，海灵格先生说："罪恶感是成长必须付出的代价。"当一个人愿意去承担个人良知所带来的罪恶感，转化成一份灵性良知的觉醒，重新看见世界如实的面貌，活出自己独特的样子，这时候，才算真正长大为成人，才能有觉知地开创自己的命运。

例如，当自己的天赋与父母对职业上的期待不同时，转化的方式即是："亲爱的爸爸妈妈，对不起，我没有办法按照你们的期待选择职业。我要善用你们所给我的天赋，从事我最能发挥天赋的工作，这是我对你们最好的感谢方式。"

例如，当发现公司所卖的商品对消费者有害时，转化的方式即是："亲爱的老板，对不起，我没有办法听你的话了，这个产品对消费者是有害的，我没有办法再卖这个产品了，我建议公司也不要再卖这个产品，如果因此我会被开除我也愿意。"

（四）集体良知如何运作

个人良知的背后，存在着另外一个更强有力的良知，那就是集体良知。个人良知是以归属感为需求，集体良知以家庭或群体为单位来运作。集体良知是一股由集体意识集合起来的力量，所有的群体都有集体良知的存在，其中家族的集体良知是最强烈、也最容易在无意识之中影响我们。

集体良知运作时遵从的法则有三点：完整性、平衡性、优先层级（层级顺序）。

1. 完整性

集体良知会本能地维护自己所属群体或系统的完整性，并且会盲目选择任何方式以达成这个目的，以确保群体中的每位成员都拥有相同的归属权利。当有一位成员被排除于家族系统之外时，后来加入的成员中便会有人去填补这个黑洞，代表了这位被排除的成员，以维持系统的完整性，这种牵连与填补的现象我们称之为"牵连纠葛"（entanglement）（本章后面会再讨论）。许多问题与不幸因此发生，而爱是唯一的解决之道，唯有透过爱，方能将被排除的成员带回系统之中，而让填补这个黑洞的成员能回到自己的位置。这种爱是发自内心地关心系统里的每一个人，比如对亲人的过世表示哀悼，或对造成伤害的事感到难过。通过这样的爱，我们将这位被排除的成员再度带回系统中扮演他应有的角色。唯有如此，我们的集体良知才能安心。因此，集体良知是在为爱服务，它对于家族系统中的每位成员都以同等的爱对待。

例如，家族中有孩子夭折却被忽略了，我们发现后面出生的孩子就有可能去填补这个黑洞，承担起夭折孩子的命运，出现生病、长不大、难以进入婚姻等状况。而当我们带着爱重新悼念这个夭折的孩子，在心中重新给他一个位置，尊重并承认他也是我们家的一员，家族就可以再次回归完整，我们的集体良知也能感到平安。

2. 平衡性

集体良知会在"施与受"之间寻求平衡，但与个人良知的平衡不同，集体良知的平衡我们很难意识到。比如，家族系统中存在曾经对别人有不公平对待或曾经受到伤害的事件，而家族中某些祖先会因此得到好处或付出代价，透过这个层面的强大动力，曾经被破坏的会得到修复，整个家族系统也会从中得到疗愈。

例如，家族里祖先曾经在金钱或感情方面造成他人的损失，其下一代或下下一代有可能会出现莫名的金钱损失，或情感的不顺利以补偿达到平衡。

3. 层级顺序

集体良知会根据进入系统的时间先后来分辨系统成员的长幼顺序，父母层级高于孩子，兄姐高于弟妹。另一个是系统间的优先顺序，新建立的小家优先于原生家庭，要优先照顾好自己的小家庭，再照顾好原生家庭，就如同父母对待我们一样，然后当父母年老时我们照顾父母，这样生命就能一代代传下去。当违背层级顺序时，我们称之为"错位"，这种情形最常出现在孩子站在比父母更高的位置上，想拯救父母或是想承担父母的命运，包括承担责任、情绪、疾病或死亡，虽然孩子的动机是出自于爱并在个人良知的推动下所为，但集体良知仍不会体谅他们，他们仍须承担违反序位法则的后果，那就是人生的失败，严重时甚至是死亡。然而，集体良知为了让集体系统能存活下来，甚至会牺牲个人利益，它透过优先级法则以维持家庭或群体的安定，因此它也是在为爱服务。

例如，孩子想拯救父母濒临破碎的婚姻，而站在比爸妈更高的位置，并且在潜意识里说："亲爱的爸妈，为了让你们和好，我愿意付出任何代价。"此时孩子就会因为"错位"而被集体良知惩罚。

由上可知，虽然个人良知和集体良知都出自于爱，但往往许多问题的发生也都是因为爱，因为爱而造成个人良知与集体良知的冲突，因为爱带来许许多多的不幸、战争与灾难。原因是什么呢？因为这个爱是盲目的爱，它只看到自己，只看到自己的群体。人类唯有继续成长，成长到能将盲目的爱转化为觉悟的爱，超越对个人良知与集体良知的认同与限制，内心的和平才会到来。

如何才能办到？

唤醒我们本来就有的"灵性良知"。

（五）灵性良知如何运作

在出生之前我们所存在的样貌，也就是在我们受到个人良知和集体良知塑造之前本然的自己显现出来的样子，可以称之为天性、本性、觉性或心之本体。

我个人认为能把"良知"说得这么透彻的，非海灵格先生与中国的王阳明先生莫属，凑巧的是，两位大师的洞见不谋而合，当我投入系统排列工作十多年后，我突然悟到这个"灵性良知"即是阳明先生所要致的"良知"。而阳明先生所要致的良知不是一般的个人良知与集体良知，而是海灵格先生所言的"灵性良知"。我们从阳明心学的精华四句教言即可领受："无善无恶心之体，有善有恶意之动，知善知恶是良知，为善去恶是格物。"

我们每个人的心之本体都是无善无恶、超越善恶的，然意念一动，不管是因为个人的欲望或习性，因为个人良知或集体良知的推动，就会产生善恶因果。如同个人良知对我们的影响，如果我们活得有觉知，我们就能觉知到灵性良知的信号，我们会立刻觉察到自己是否与心的本体同步，而这里的觉察发生在灵性层面，需要灵性上的锻炼，借由灵性良知的作用引领我们回归天性，回归中心，回归心的本体，找回那份安详自在，再度感受心灵深处那股爱的力量。由此可知，灵性良知是为生命服务的。

个人良知、集体良知、灵性良知的定义与运作法则见表3-1。

表 3-1

良知分类	区分定义	运作法则
个人良知	个人良知就是我们的想法、感受或做法是否符合某些人（家庭、公司等）的要求或期待，确保归属	① 满足归属感，达到所属群体需求 ② 满足平衡感，施与受平衡 ③ 满足秩序的需求，觉得心安理得
集体良知	集体良知是为了保障系统（包括家族、公司、人际团体、宗教组织、社会、国家等）的完整性，以集体系统的存活优先，甚至会牺牲个人利益	① 完整性 ② 平衡性 ③ 层级顺序
灵性良知	灵性良知也被称为"道"的良知，它对万物一视同仁，没有"善与恶""归属与排除"之分，它对所有的人都报以同样的爱与善意，无论他们的命运如何。它朝向与整体和谐一致的运作，也就是"与道同行"的良知	① 整体法则 ② 序位法则 ③ 平衡法则 ④ 事实法则 ⑤ 流动法则

灵性良知与集体良知的差异是什么？

（1）范围不同　集体良知联结的是人类以下的次系统，包括对家族、社会、种族与国家的爱；而灵性良知联结的是更大的系统，是对世界的大爱，是对所有生命的平等与慈悲，两者作用范围大小不同。

（2）是否排外　集体良知仅作用于受其约束的群体成员，不作用于其他群体成员。因此，某个团体的集体良知会排除另外一个团体，包括家族、种族或宗教等所有的其他团体；而灵性良知却可以引领我们超越这些限制，它将世界看成一个整体，对所有事物一视同仁，如同宇宙大生命般不加区别地接受每个人如实的样子。

（3）是否有觉知　集体良知的作用是盲目的，它是一股集体无意识汇集起来的动力，为了维护所属群体或系统的完整，它会盲目选择任何方式以达成目的；而灵性良知是有觉知的，它将觉知之光带到集体的无意识中，协助人们从无意识的牵连纠葛中解脱出来，而这也是系统排列最大的力量所在。

灵性良知能够引领我们用爱超越个人良知的限制，也让我们不会因为忽略集体良知的作用而受到伤害，因为它对每个人都一视同仁。灵性良知支持我们将无意识的盲从转化成有觉知地活出自己，有意识地与大的生命和谐共存，而这也是中国古圣先贤的智慧结晶：天人合一、与道同行。

二、生命五大法则——灵性灵知的运作法则

（一）整体法则

生命是一个整体，我们是一个整体，每个生命彼此关联成为一个整体，如同"蝴蝶效应"般，当我们改变了，世界也会改变。宇宙大道对每个生命都一视同仁，不会因为你的种族、肤色或文化信仰而有所分别。

灵性良知不加区别地接受每个人如实的样子，没有分别心地将世界看成一个整体，它将世界作为整体来关怀。

如同《道德经》所言："故贵以身为天下，若可寄天下。爱以身为天下，若可托天下。"

灵性良知能引领我们超越个人良知与集体良知的限制。比如，当你处理由于个人良知与灵性良知的冲突所产生的亲子议题时，你所要用的就是灵性良知的整体法则。

比如，爸爸所做的事情会伤害世界时，孩子如果反对爸爸这样做时会担心伤害到亲子关系。但若我们引领孩子与灵性良知同步，孩子就可以对爸爸说："亲爱的爸爸，我爱你，但我也爱这个世界，出于我对你的尊重，请你停止再做那件事情。"

再比如，当两个种族为了保护自己的成员，集体良知升起，只接受自己的群体而排除其他群体，甚至因此而发生冲突与战争。在集体良知的作用下我们会说："我们的信仰才是唯一的信仰。"而当灵性良知觉醒时，我们就会说："我尊重每一个人的信仰，我知道每个信仰都有自己的特色，但是所有的信仰都是在为生命服务，为生命服务是我们共同的信仰！"

当当事人的家族涉及更大的集体事件、历史事件，或两群人马之间的冲突，比如谋杀、战争或运动等，解决时往往要排列出"生命"或"大命运"的代表，只有唤醒人们的灵性良知才有办法和解（操作细节参考后面章节提高层级法技巧）。

（二）序位法则

生命的力量以序位法则呈现时，我们可以看到宇宙生命的设计一切都如此井然有序，大到日月星辰，各有各自的轨道，小到人身上的 DNA，每个染色体的排列都有专属的位置。春夏秋冬一切都是那么和谐有序。

所以说天地是最好的排列师，要做一个优秀的排列师，我们要效法天地，将天地的序位法则应用在家族系统中，即按先来后到、长幼有序，每个人都有归属的权利和属于自己的位置。每个人在家族里都要按照其长幼的"顺序"被尊重，每个人都要回归自己的"位置"。不管我们是否有意，当一个家庭违反序位法则时，这种失序将会带给这个家庭痛苦和失败的教训，作为一个排列师，我们要让当事人看到这一点，帮助当事人的家庭回归序位。

同时，如果我们懂得将序位法则应用在人际关系、企业、社会组织等领域，也会令我们身心舒适，群体关系和谐，创造出井然有序的社会环境。

另外，就我们人类居住的系统而言，地球的生存优先于个别的集体。但是当人类的集体良知认为自己比更大的整体生命优先时，就会造成一种"失序与失衡"。例如，当人类为了自身的利益而破坏大自然时，就是一种严重的失序与失衡，而最后的结果人类要自己承担。近年来，爱护地球的环保意识明显提升，表明越来越多的人的灵性良知在觉醒。

（三）平衡法则

平衡是大自然最重要的律则之一，天地万物无一不在平衡之中，成灭坏空无一不是平衡的力量在推动。有时从表象看来是一种失衡，例如偷盗欺骗的人反而变得很有钱，但如果我们能以长时间的角度来观察，就会知道最终都会朝向平衡，这与佛家所观察到的因果平衡有异曲同工之妙。因此，生命平衡法则的运作结果有时很快就能看到，有时要在两三代之后才出现，而集体社会的平衡效应有时需要更长的时间才出现。但无论如何，从长时间来看，绝对会朝向一个平衡的状态。因此，灵性良知所感知的平衡超越时空、群体或个人，是一种整体性的平衡。

平衡法则也体现在家人之间、夫妻手足之间的施与受，在家庭关系中，正向平衡和负向平衡同样重要：别人对我们好，我们平衡回去时不要忘记加上一点点"爱"；别人对我们不好，我们平衡回去时不要忘记加上一点点"宽恕"，长此以往，互动关系就开始良性循环，走向更富足稳定的幸福方向。群体与群体之间也需要平衡，金钱和责任之间也需要平衡，所有的不当得利与伤害欺骗都会在个人身心、家族、工作事业或群体上平衡回应有的代价。

而有一种给予是无法平衡回去的，那就是父母给予孩子生命，这种平衡只能通过把生命传承到下一代身上才能实现，这是一种生命流动的平衡。如果没有自己的孩子，就要做出与得到生命同等珍贵的贡献，才能获得一种踏实感。

（四）事实法则

事实法则是生命运作最重要的法则之一，也就是灵性良知中所说的"承认与接受所有人、事物本来的面貌"，当我们能够成熟面对如实的一切，虽然过程不一定舒服，但之后我们会感到"平静自在"，感到事情可以告一段落。但是如果我们不去面对事实，灵性良知就会出现"茫然不安"的感受，让我们的力量被卡在那件事情里，无法全心全力地走向未来。

在家族系统里，我们常遇到难以接受的事实，如童年的分离、夭折的孩子、父母的离异、亲人的死亡等，而当我们想要隐藏、逃避、忽略或否认事实时，它就会变成"未竟之事"，让自己或孩子承担着莫名的压力与情绪，或成为黑洞般的秘密，牵绊着相关人员重复不幸的命运。

例如，在公司系统里，如果隐藏或捏造财务信息，不承认某些人的贡献，利用不实广告，制造不良商品，逃避或否认所犯的错误等，就会为公司带来不安、人员流失、莫名的损失或经营困境。

事实是最好的老师，它带给我们成长的最大力量。一个成熟的人可以面对当下的一切，承认事实，带来解脱和疗愈的力量。而这正是所有排列师将当事人所带往之处："活在当下，成为一个能面对如实一切的成熟的人。"

另外，尊重并承认事实也包括"尊重每个人在系统中的身份"，在系统排列中，我们把它说出来也是一种重要的承认方式。

比如，在家里："你是我的爸爸，我是你的儿子，你是长辈，我是小辈"或"亲爱的家人，我尊重你的命运，我尊重你所发生的事"。

比如，在公司："你是我的老板，我是你的员工"或"你比我早进这家公司，我尊敬你，这家公司有你之前的贡献"。

在家庭中，尊重父母亲如实的样子，尊重家族每个人的命运，承认自己人生中所遭遇到的一切；在工作中，尊重公司组织里每个人的位置，负起所属的责任，承认事实并如实经营。透过事实法则我们就回到了当下，接受生命如实的样子，活出自己如实的样子。

这与佛家所言"一切如是"异曲同工。海灵格先生曾用很美的方式描述它："心灵运作的本质为何？它是一股来自心灵深处带着爱的力量，接受所有人和事物本来的面貌。而灵性良知则与这股力量一致，以所有人和事物本来的面貌去接受它们并给予同等的关怀。"

因此，作为一名系统排列师，更大的贡献就是超越问题的解决与疗愈，支持人们成长，学会生命运作的法则，承认生命的实相，活出自己如实的样貌，让更大的生命透过我们流动出它的真实。

（五）流动法则

生命是一种流动，生命力代代相传，关系中的信息也会跨越世代传递，不限于信念、情绪、行为模式、基因、体质、灵感和命运等，所有的信息都会流动传递。流动法则是生命运作的本质，也是系统排列的基础，若没有这个运作的法则，就没有生命的传承，也没有系统排列。

因此，生命力要不断向前流动。许多问题就是因为停留在对个人良知与集体良知的牵绊里，没有流动，没有新的激活，上一代的未竟之事影响到下一代甚至下下一代。

家庭中会有一种强烈的倾向：想紧紧抓住过去的事情，包括好的经验和有伤害的经验。当家庭成员对于应该结束的事情紧抓不放时，这些"过去"就把他们俘虏了，并且继续不适当地影响着"现在"。因为旧的无法消逝，新的就难以建立。违背此项法则带来的后果是生命力停滞不前，将牵连纠葛延续到后代，严重的可以延续至整个家族生命力的终结。

在系统排列里，我们要支持当事人从系统的纠葛中走出来，放下那些应该结束的事情。例如，童年被殴打、亲人被谋杀、家人因饥荒饿死等创伤记忆。如果因为家人曾经过得不好，而我们在有意无意之中也让自己过得不好，使不幸再次重复，那过去所付出的代价就白费了。因此，在系统排列里我们会引导当事人对这些不幸的过去说再见：

"我亲爱的童年，小时候爸爸打我，我很难过，但是现在我已经长大了，这些都已经过去了，我接受这个事实，我不再让自己停留在过去的难过中，我要让自己活得好，用生命的快乐、成功来爱我自己，来回报我的父母。"

"亲爱的亲人们，你们所发生的不幸，真的让我们很难过，现在一切都过去了，谢谢你们为家里所付出的一切，我们活下来了，我们会让自己过得幸福快乐，我知道这是对你们最大的感谢，请你们放心，我们会过得好好的，谢谢你们，请你们安息吧！"

我们要支持当事人升起灵性良知，学会像水一般的流动法则，让过去的过去，全然活在当下，让生命重新充满新鲜的活力。如同《道德经》中的深刻哲理："反者道之动，弱者道之用。"

天地万物都有相对的一面，有正就有反，有动就有静，有去就有回。所有事物都包含向相反方向转化的规律，这就是道的运动，它是如何发挥作用的呢？通过微妙柔弱的方式，就像水一般流动，不断向前。这就是流动法则。

与灵性良知同步的系统排列，遵循着生命五大法则：海灵格先生曾描述，若要让家庭系统排列与这股心灵深处更伟大的力量同步，排列的带领者也应该与之同步。排列师必须超越善恶好坏之分，对每个人给予同等的爱与关怀。当排列师倾向于将过错怪罪于某人或同情某人的悲惨遭遇时，他就偏离了灵性良知所主张的大爱。当排列师透过内在与这股来自心灵层面的力量联结，背离大爱之时便会立刻觉察到。当然，这种背离的情形可能会不断地发生，直到排列师能够学会仔细地感受这股更强大的力量并臣服于它，了解这个力量对大爱的定义，接受所有事物的本来面貌，遵循生命五大法则。

因此，系统排列更深刻的大用在于：引导人们联结内在的灵性良知，唤醒生命本质，支持人们不断成长，在爱中成长、在关系中成长。而作为一名系统排列导师要达成以上目标，就要不断提升自己、不断成长。所以，系统排列确实是一条在最朴实的生活中修炼的成长之路。

三、认同与牵连纠葛

（一）什么是认同与牵连纠葛

就像前面所说的，每个人在家族系统里都有属于自己的位置，如果他的位置被排除了，这时候就会产生一个黑洞，家族里的其他人会被吸引去填补这个黑洞，会偏离自己的轨道而去取代被排除者的位置，并在无意识里产生"认同"(identification)，重复被排除者的行为模式与生命遭遇。我们将这种现象称为"牵连纠葛"。

例如，家族里有个舅舅因为赌博向家里每个人借钱且都不还，被家人赶出家门，全家人为他感到羞耻，不再承认他，而之后家族里竟有个十多岁的外甥跟这个舅舅做出相同的事。

另外，对于家族过去未完成的事情也有可能产生"认同"，因为产生这种认同的人会在不知不觉中想帮忙承担家族未完成之事，而在自己的生活或关系里，表达出某种不适当或者剧烈的情感反应，而产生一种"我知道这些情绪感受，但是我没有办法控制""这好像不是我自己"的感觉。只要人们展现出这种一般正常情况下难以理解的不寻常的强烈情绪或行为反应，我们就能怀疑其中可能有某种系统的牵连纠葛。

　　人生中许多问题与不幸的产生，就是因为我们没有觉察到背后系统中的牵连纠葛。家族系统中较晚出生的人纠缠在较早出生的人的命运里，因而重复着过去类似的事。就算他们的行为是受到爱的激发，但是却承受了一个不适当的责任，并且让去这种不平衡的认同与命运延续。

　　而这种认同与牵连纠葛往往是盲目的，但是，从另一个角度来看，如果我们能觉察并领悟到，这些过去被家族排除的人或者未完成的事件，也是因为认同或牵连纠葛才能再次重现，让我们有机会去面对这些议题，通过我们令家族中被排除的人回归其序位，面对家族未完成的事件，反而让我们学会了生命的法则与爱的道理。

　　这本是一体两面，只是有许多人与家族失落在这种盲目的重复轮回中，付出了巨大的代价却没有从中学习到什么。因此，系统排列最大的特点就是帮助人们看到并且解除这些盲目的认同与牵连纠葛，让每个人能回归序位，重新活出他自己的人生，让过去不再是一种牵绊，而能够成为一股支持的力量，支持每个人实现自己的人生。

（二）牵连纠葛的来源

　　牵连纠葛通常来源于系统中有被排除的成员，被排除的原因有以下几种。

　　（1）某位家族成员因为发生了令人难过的事，如意外、自杀、重病等，我们无法接受他的不幸，所以在心里有意无意地把他遗忘。

　　（2）某位家族成员做了某些事，如侵占他人钱财、乱伦暴力、诬告犯罪等，我们无法接受他的行为，所以在心里把他排除，他在家中毫无地位，大家不认为他是家里的一分子。

　　（3）某些家族成员很小就夭折或被送走，他们也有权利归属于这个家，但我们却忽略或遗忘他们，这也是一种排除。

（三）牵连纠葛的解除

牵连纠葛的解除是系统排列中的工作重点之一。

（1）要解除牵连纠葛就要找出谁被排除在外？谁被这个家庭遗漏了？然后把那个人带回到我们的心里、意识里，以完成这个家庭的完整性。

通常，被排除的人是某个受苦的人、命运不幸的人、意外死亡的人，或者是不公平情况下的牺牲者，或者是家族成员眼中的坏人。在系统排列的操作过程中，"看见"这个人这样并与之分开是关键。

我们会找一个人代表这个被排除的人，把他排列出来，并且让这个认同他的人能"看到"这个被排除的人，并尊重他的命运，通过"看见"，这个认同他的人就有机会与之分开。而被排除的人也能够重新被尊重并得到他归属这个系统的权利。这种看见、尊重并重新恢复其归属权的过程就是解除认同的方式。

（2）系统排列工作在世界范围内运用一段时间之后发现，有时家族中的牵连纠葛非常复杂，许多细节无法得知，或有太多未知的秘密。这样的情形下，解除牵连纠葛的方法就是必须要超越对家族集体良知的认同，通过引发当事人内在的成长，唤醒每个人内在早已存在的灵性良知，以解除牵连纠葛在无意识层面的牵绊。

要进行这种进阶的系统排列工作对于当事人和排列师都有很高的要求，当事人的觉察力以及排列师的实证功夫都直接影响排列的深度与高度。

对于牵连纠葛而言，灵性良知中的"整体法则"、"序位法则"和"事实法则"便成为此时的工作重点。

整体法则要求：承认家族系统内每一个人都有其应有的位置，承认每个人有属于这个家的权利，不管其行为或发生什么事。

序位法则要求：尊重长幼顺序，尊重长辈的命运而不僭越，承认与尊重所有人的命运。

事实法则要求：如实尊重并接受家族系统里所发生的一切事实，不因个人的欲望或无知而隐瞒、压抑、编造或忽略事实。

当我们能唤醒自身的灵性良知，发自内心尊重并领悟这些法则，家族系统的巨大力量所带来的牵连纠葛，就能转化成支持与祝福的大力量。

四、情绪模式

（一）原始情绪

原始情绪（orginal feelings）是人的本能情绪反应，遇到生气的事会愤怒，遇到难过的事会悲伤，事情过后情绪便消失。

（二）替代情绪

替代情绪（secondary feelings），也称为派生情绪，也就是遇到一件事情时，我们的原始情绪反应可能是愤怒，但呈现出来的却是无奈，这种无奈的情绪就是替代情绪；又例如家人过世时，我们虽然很悲伤，却以愤怒、控诉或疏离替代原本的悲伤，这些就是替代情绪。这也是弗洛伊德精神分析中所提到的一些心理机转。

（三）承接情绪

发现"承接情绪"（feelings that take over from others）如何运作是系统排列的重要贡献。承接情绪是比较难以自我觉察到的情绪，当它发生时，往往连当事人或身边的人都觉得莫名，但我们从系统排列中观察到，人是会去承接别人的情绪的。

"承接情绪"有以下三种最常见的类型。

1. 孩子会承接父母的情绪

包括直接承接父母的情绪，以及想要跟随或者替代父母的某些情绪和感受。

2. 承接某些我们未曾谋面的亲人的情绪

这种承接的情绪层次更深，例如承接爷爷、奶奶或曾祖辈的情绪，即便我们没有跟他们一起生活过，有时甚至会承接素未谋面的亲人的情绪。

3. 承接家族系统里未竟的情绪

尤其是当家族中的人共同经历了一些巨大的事件，例如家中发生谋杀或者被杀害，这种巨大冲突带来的不安情绪会弥漫在整个家族系统中，如果发生事件的那一代没有达成和解，这些分裂的情绪往往会在下一代身上爆发。

（四）超越情绪

超越情绪（meta feelings）是一种超然、超越的情绪，是没有情绪的情绪。当我们回到当下，回到系统中自己的位置，专注且定静下来时，就会身处于深层、沉静且觉醒的超越情绪中。它不是抽离，我们仍会感受到原始情绪，但内在是清楚宁静的，观照着所有事情的发生，而且可以采取行动，可以爱人、帮助人。这样的爱不是情绪上的爱，而是超越的爱，从这样的爱出发所采取的行动是更强有力的。助人者必须学习静心，让自己随时能专注下来，进入这种超越情绪来工作。锻炼自己进入这种超越情绪的状态，就能唤醒我们内在的灵性良知。

四种情绪模式的鉴别见表 3-2。

表 3-2

情绪模式	产生原因	表现特点	对策
原始情绪	人亲身经历的事件，产生的本能情绪反应，如遇到侵犯会愤怒、亲人离世会悲伤	①与事件性质一致 ②事情过后情绪便消失，不会重复	令对方充分表达，但不停留在情绪中
替代情绪（派生情绪）	①原始情绪的压抑 ②童年向父母索取的变相表达 ③创伤的掩饰	①表现夸张 ②可以不断重复，强度不减弱	叫停、觉察，需要时可稍微表达，再面对真实情绪
承接情绪	①孩子承接父母的情绪（与当事人经历无关） ②承接某些我们未曾谋面的亲人的情绪 ③承接家族系统里未竟的情绪	是难以自我觉察到的情绪，当它发生时，往往连当事人或身边的人都觉得莫名其妙	找到源头，解除认同，尊重、和解或划清界限
超越情绪	当人们回到当下，回到系统中自己的位置，专注定静下来时，沉静且觉醒时，就能产生超越情绪	一种超然、超越的情绪，是没有情绪的情绪	常锻炼自己进入这种超越情绪的状态，就可唤醒内在的灵性良知

第四章　系统排列核心技术

一、操作的四大步骤

起承转合是系统排列操作的四大步骤（图4-1）。

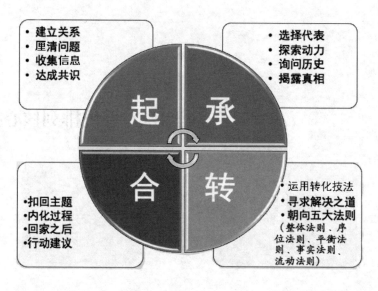

图4-1

第一步："起"

"起"的部分要达成的任务如下。

（1）建立关系　当排列师看着当事人眼睛的时候，双方就开始建立联结了。"起"的过程是彼此联结，建立信任和尊重的过程。若当事人没有尊重排列师，没有尊重排列场域，或对排列师不信任的时候，请排列师不要开始排列。在没有尊重和信任的情况下，排列师无法支持到当事人。

（2）厘清问题　当事人提出具体的议题或困扰，如果当事人提出的议题很笼统，排列师要协助当事人将议题具体化。这时尤为注意的是，当当事人的议题是想要获得某种感觉的时候，比如想要变得更好、想让自己生活得更开心，请排列师首先协助当事人厘清具体的议题。因为排列师无法为当事人的某种感觉服务，当排列师陷进当事人的感觉中就无法找到出口。有时候当事人提出的议题背后往往还有一个根源性的议题，排列师首先要支持当事人看到根源性的问题。

（3）收集信息 了解当事人的生命经历及其家族中发生的重大事件。收集信息的过程中，排列师要把当事人的生命经验放在心中，不只是听当事人的描述，更要随时关注当事人的内在感受和情绪变化，这个过程当中需要注意的是当当事人的情绪发生起伏的时候，要支持当事人联结情绪和能量，不要只是专注于头脑层面的信息采集。

（4）达成共识 排列师和当事人就排列的目标达成共识，重点是当事人的意愿，而非排列师个人的目标。排列是为了支持当事人的内在成长，使其能够过上更好的生活，排列的目标不是透过当事人去解决当事人家族的问题，也不是达成一个圆满的排列。作为排列师，要尊重当事人的意愿，不要因为想助人而忽略了界限，无意中扛起当事人的责任甚至其家族的责任。

第二步："承"

"承"的部分要达成的任务如下。

（1）选择代表 排列师根据议题选择排列需要的角色代表并请当事人根据感觉将代表移动到场域中适当的位置。移动的过程中，请提醒当事人不是按照自己的愿望摆放代表，而要根据内在的感觉移动代表，这样才能呈现出真实的动力。

（2）探索动力 观察代表和当事人的身体动作、情绪感受和移动方向，探索内在动力，呈现隐藏动力。这个过程中，请注意排列师并非完全依据当事人提供的信息进行排列，因为当事人有时候的描述并不一定足够客观中立，更重要的是在排列中保持感知及其与场域的联结，呈现动力。如果排列中呈现了几种动力，可以先关注能量最强的最重要的动力。

（3）询问历史 根据场域呈现的动力进一步询问当事人家族中曾经发生的相关历史事件。需要注意的是，如果当事人的情绪开始流动，排列师不要一直询问事件，这样反而会切断当事人的感受，将当事人带回头脑层面。

（4）揭露真相　揭示当事人的心理动力成因、生命经验动力及系统动力。

第三步："转"

"转"的阶段是排列中最重要的阶段，这个阶段要达成的任务是寻找解决之道，朝向生命五大法则。

转化过程的关键是排列师能够帮助当事人看到系统中的"爱在哪里"，支持当事人用觉悟的爱代替盲目的爱，在自己的序位用正向的方式表达爱，呈现议题解决之道，推动整体朝向生命的五大法则（整体法则、序位法则、平衡法则、事实法则和流动法则）。

转化过程中排列师要支持当事人了解到，"问题"不一定都是负面的，"问题"是帮助人们成长的机会，因为每个问题背后都蕴含着成长的力量，这取决于当事人能否从中获得那份力量，而不是白白受苦无所得。

因此，优秀的系统排列师要能引导当事人思考：

"我要从这个问题里学到什么？"

"我要从这段经历中学到什么？"

"我要从这个人身上学到什么？"

总体而言，要支持当事人朝向五大法则，领悟以下十大要点。

（1）整体法则

① 尊重归属：支持当事人尊重每位成员，并在心中给每位成员所属的位置与归属权利。

② 解除牵连：引导当事人重新看到被排除、被忽略的系统成员，重新承认其位置，解除对被排除者的认同与牵连纠葛，回归自己的位置。

（2）序位法则

③ 回归序位：支持每位系统成员回归正确的层级序位。

④ 负起责任：支持每位成员负起自己的责任与义务。

（3）平衡法则

⑤ 重新平衡：支持系统成员间施与受的平衡，包括两性关系的平衡，金钱纠葛、不当得利的平衡，以及某些不公允事件的重新平衡。

⑥ 和解未尽：支持过去所发生的未尽事宜得到和解，跟自己和解，跟家人和解，跟系统中其他的人和解。

（4）事实法则

⑦ 面对实相：支持当事人如实面对生命中的一切，尊重家族命运，产生力量，活出自己，面对生活。

⑧ 获得智慧：支持当事人领悟从困扰中产生的智慧，学到此生的功课。

（5）流动法则

⑨ 表达转化：引导当事人把"盲目的爱"转变成"成熟的爱"，表达未曾表达的爱、情感与情绪，让爱重新流动。

⑩ 放下过去：支持当事人活在当下，让过去的过去，让冻结的生命力重新流动。

第四步："合"

"合"的部分要达成的任务如下。

（1）扣回主题　排列的工作方向要契合个案议题的目标和当事人的意愿。

（2）内化过程　支持当事人将整个场域的能量收在心中，内在成长转化。排列不是让一个人变得完美，而是让人的内在成长转化，能够更好地面对生命中发生的事情，能够更好地活在当下。

（3）回家之后　当当事人将排列的整个过程收到心里，许多当事人当下就会感到卸下了心中的重担，回家之后若需要做什么，他自己自然会产生力量来进行，而这种力量就是他自己的，也因排列师的退隐而达到真正的无为而为。

（4）行动建议　有些排列完成后，更重要的事情是当事人回到生活当中的积极实践，若有具体需要，排列师可根据当下动力的呈现，谨慎给予当事人实际的行动建议，但当事人须以真诚的心、适合自己的方式来行动，并负起自己的责任，而非抱着完成功课的心态进行。

二、转化阶段的十大技法

排列师工作的关键，往往是在第三步"转"的阶段，以下是排列转化阶段常用的十大技法，作为排列工作的指导和参考。

（一）鞠躬尊重法

支持当事人在自己的序位向家族中发生的一切甚至是未和解的命运鞠躬并表达尊重。在运用鞠躬尊重法的时候要注意这个过程并不是请当事人做出鞠躬的动作，或是做出某一种形式上的尊重，而要引导当事人真正看到家族中发生的一切，愿意接纳所有的一切，发自内心地鞠躬并表达尊重。

鞠躬尊重法可以帮助当事人回到自己的序位，真正看到过去所发生的，尊重整个家族的命运，而不是纠结在过去的事件当中一味地想要改变过去。

当当事人表达尊重时，鞠躬或磕头的姿势可以维持久一点，因为重点是当事人的内心有所转化，场域的能量才会转化流动。当当事人能够通过表达尊重回归到自己的序位，尊重系统中每个人的命运时，就不再用承担他人的责任，就有机会活出自己和获得内在的力量。

（二）语言引导法

1. 引导当事人正面表达出心中的爱

语言引导法是一门艺术，也是排列工作中随时会用到的重要技巧，其重点是觉察到当事人行为背后的含义，支持当事人正向地表达出内心的爱。排列师的引导语言要贴合当事人的内在感受，因为当排列师没有对当事人感受产生共情的时候，当事人就很难被触动。而有时候只需要一句话，当事人的内心就发生了转化。

比如当事人对爸爸生气，因为从小爸爸就总不在家，当事人内心真正想表达的并不是对爸爸生气，而是对爸爸的渴望，所以当引导当事人表达出"爸爸，我需要你"的时候，当事人愤怒背后的爱也有机会被正向地表达出来。

同样的事情用不同的语言表达会带来截然不同的能量。

2. 说出系统中渴望表达的句子

当排列师在场域中敞开自己的时候，内在可能会浮现出一些语句，这些语句也许是系统中某个人想表达而没有表达出来的，也可能是整个系统渴望表达出来的，这时排列师可以请当事人表达出系统渴望表达的句子。

（三）情绪转化法

支持当事人表达原始情绪，转化替代情绪。排列中经常遇到当事人的情绪阻塞，无法表达出内在真实感受的情况，这时场域中的"爱"往往无法流动。而当事人长久以来压抑下来的情绪会转化为另外一种情绪，即所谓替代情绪。比如悲伤的情绪被压抑下来，慢慢地转化成愤怒的情绪，当事人通过愤怒的情绪来保护自己，建构了自己的内在保护空间，但这愤怒就像一堵墙，将内在深层真实的悲伤压抑下来。排列师要觉察当事人表层情绪背后真正想要表达的感受是什么。比如当事人想要表达："我恨你，我恨你！"，排列师可以引导当事人先表达出恨，因为爱、恨其实只是一体两面，我们不会去恨一个跟我们没有关系的人，一定是因为曾经有爱才会生恨，所以恨和愤怒只不过是失望的爱。当当事人表达出恨，跨越这层表面的恨，就有机会觉知到隐藏在恨之下的爱。

在引导当事人表达情绪的同时，排列师要注意当事人是否紧闭双眼，陷在自己的情绪之中，或是过于夸大自己的情绪感受。当当事人夸张地表达情绪的时候，排列师不用拼命阻止当事人，反而要以鼓励的方式让当事人觉知到其实不需要表现得那么夸张或大哭大闹才有用，只要当事人回归到内在的时候，深层的情绪会自然地浮现出来，因为真正的情绪是宁静、深层且有力量的。适当使用逐渐加快、加强的语气重复表达内在感受，可以支持当事人更快地触碰到深层的情绪。

（四）面质挑战法

面质挑战法是排列师直接面质当事人，让当事人看到自己的行为模式，不仅没有带来好的结果，没有拯救他人的命运，没有改变家族的命运，而且可能造成了相反的结果，让过世的亲人无法安宁，让整个系统持续失衡，这样当事人当下就有可能发生内在转化，突破旧有的行为模式。

比如当事人放不下过世的亲人，想要和他们一起离开，透过代表的感受，当事人了解到过世的亲人想要看到的是子孙幸福快乐，当当事人了解到困住自己的只是自己的执念，内心受到冲击，心念就有可能在当下发生转化。

（五）回归序位法

尊重系统所发生的，在心中给予每个人合适的位置。

排列中呈现出来的很多纠葛，不是我们当下能够介入和解决的，排列师和当事人都没有权利介入系统中曾经的纠葛，否则可能加重系统的失衡。

　　排列师应特别注意排列的目的不是去解决系统的纠葛，也不是让当事人去解决系统的纠葛，而是让当事人退回自己的序位，在自己合适的位置承担自己的责任。

　　排列师这时可以不让场域内的代表自由移动，而是让每个人依照序位回到自己的位置，支持当事人看到这个画面，在心中同意每个人回到自己的位置，把不属于自己的责任交还出去，尊重系统内所发生的和每个人的命运轨迹，整个系统就有可能回归平静，当事人内心也能获得真正的平静。

（六）案主面对法

　　系统排列提供给我们一个机会，在当下面对过去所发生的一切，因为信息和心念是没有时空界限的。我们被系统内曾经发生的事情影响，而我们当下的起心动念、所作所为也会影响到整个系统的能量。即使系统内的纠葛没有和解，但当我们的心念有所转化时，系统的能量就会发生转化。

　　当排列进行到一个阶段或进入胶着状态时，比如代表没有移动，纠葛也没有和解的时候，排列师可以尝试引导案主（当事人）亲自表达出自己的爱与尊重，说出整个系统渴望表达的语句。

　　案主本人的力量非常重要，当案主发心承诺愿意有所改变，愿意用自己的力量为家族做一些好事，愿意用自己的成功回报其他家族成员的付出时，一切都有可能发生转变。

　　比如家族中曾经发生谋杀事件，当下仍无法和解。排列师能够支持案主在心中真正看到冲突双方并把他们放到心里，承诺愿意为他们做一些好事的时候，案主的力量就有可能影响整个系统。

　　排列师经常面对的一个陷阱就是案主希望把所有的责任交给排列师，由排列师解决所有的问题。排列师要抵御成为拯救者的诱惑，因为只有当当事人愿意面对自己的问题，承担起自己的责任，在现实生活中有所行动，生命轨迹才会有所转化。

（七）联结祖先能量法

当案主缺乏男性能量或女性能量时，可以请案主历代的男性或女性祖先，一个接一个地排列在案主身后，然后请案主转身看着历代祖先，重新联结家族中的男性能量或女性能量（图4-1）。

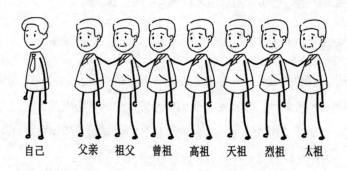

自己　父亲　祖父　曾祖　高祖　天祖　烈祖　太祖

（a）

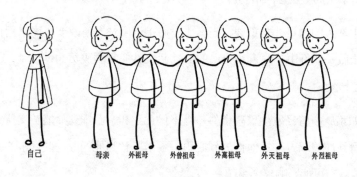

自己　母亲　外祖母　外曾祖母　外高祖母　外天祖母　外烈祖母

（b）

图4-1

有时候可以将案主的父母同时排列在案主身后（图4-2），请案主观想自己身后除了有父母的力量，还有祖父母、曾祖父母、历代祖先的力量在支持自己，案主就会了解自己不是孤单的，可汲取到祖先的能量。

联结祖先能量法同时可以用来测试案主祖先的能量在哪一世代被中断，引导案主重新联结祖先被中断的能量。

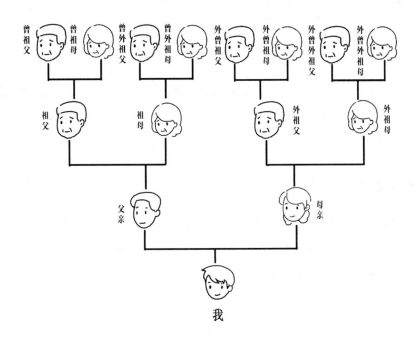

图 4-2

当案主重新联结上历代祖先的能量，就像一块电池联结上家族背后的正负极，当男性联结上正电极、女性联结上负电极的时候，彼此之间就会产生强烈的吸引，伴侣关系就会更加牢固。

（八）提高层级法

当排列牵涉两个系统的纠葛，尤其是家族命运过于沉重，涉及谋杀、死亡或是利益不公的纠葛，代表们在场域上呈现出来的系统动力过于强烈时，排列就要超越家族系统层级，进入更高的层级。此时可以加入"家族命运"的代表、"道"的代表或"大生命"的代表，提高整个排列的层级，支持当事人看到家族命运背后还有一股更大的力量在运作。

当事人对更大的生命力量有所了悟，就不会再沉沦于家族悲惨的事件之中，当事人及其家族就有机会跳脱出原有的纠葛，走向更大的和解。系统中冲突的双方也有可能不再彼此对抗，而是看到彼此都是在更大的生命力量之下，为生命服务。

有时候种族、社会、国家之间的冲突和战争，停留在人的层面，是无法和解的，提高层级法可以让纠葛的双方看到彼此已经付出的代价，激发人类心中对更大的生命力量的觉知，也就是"道的力量"。

（九）敲击震动法

曾经的重大创伤，突如其来的打击，积压许久的情绪，都像是一个保护罩，把案主的情绪感受包裹了起来，在保护案主的同时也限制了案主的生命状态。久而久之，案主的心灵深处就好像沉睡过去一样。排列师可以在适当的情况下运用敲击震动法，让案主在受到冲击的"空"的瞬间，使情绪重新流动起来。

敲击震动法是使用拳头下缘肉比较多的部分，敲击案主背部心窝的位置，让情绪重新流动。若是案主自我保护了很长一段时间，无法很快敞开心胸，排列师可以依照场域的情况，对案主的胸口和背部进行敲击。

当案主有太多先入为主的僵化思想，排列师甚至可以轻敲案主的头，与背部的震动冲击不大相同，这属于思想上面的松动。

需要特别注意的是，只有少数案主需要用到敲击震动法。这是个强有力的技巧，使用的同时也需要负起责任，若是案主需要情绪的流动，效果会非常好，但如果案主不需要的时候，就会觉得莫名其妙。

（十）面对事实法

排列中经常会发生案主想跳过生命经历中的事实，而只是在家族中寻找解决之道，认为是祖先的力量或是家族背后的力量影响了自己，造成自己目前的问题。这种想法其实是在逃避现实，推卸自己的责任。当案主没有面对眼前的事实时，一切排列工作都没有办法深入展开，因为每个人没有任何理由或借口逃避当下要面对的事实。案主很容易会在心中想象：“如果当时没有这样做，那现在的一切都会不同。”这类的想法往往将案主带离现实，或推卸原本属于案主的责任。

排列的第一步就是直接面对当下的问题，不跳过需要面对的事实，后续才有进一步探索家族动力的意义，因为仅仅是重新看到事实本身就可以带来疗愈的力量，案主心中也会生出力量，负起自己的责任。而这也是许多排列师容易忽略的部分。

系统排列特殊技法之童年陪伴法

在中国许多人经历过童年创伤，因此笔者发展出“系统排列创伤疗法”以协助需要的人。其中最常使用的技巧之一即是“童年陪伴法”，它是一个强有力的技巧。

童年陪伴法：面对童年创伤，告别过去，增强成年力量。

弗洛伊德精神分析研究的一个重要部分就是关于童年经验对于一个人的影响，从某种程度上来说，一个人的童年经验甚至决定了一个人的大部分命运，因为人们会把童年经验和童年时期形成的内在信念带入潜意识当中，成人之后的日常行为、言行举止都受到童年经验的影响。

其中的关键原因是我们的心没有时间概念，我们的心无法区分过去和当下，总以为过去的感受是当下在发生的，一直带着过去的感受活着，这样会妨碍人们更好地活在当下。而让我们的心发生转化的关键在于接纳我们过去的感受，肯定我们的内在力量，了解过去的一切都已经过去了，过去经历的一切都可以转化为我们当下的力量和资源。

　　当案主有受创的童年经验，比如缺乏父母亲的肯定、尊重和陪伴，童年时有被父母打骂的经历或被童年时期的某个重大创伤事件所惊吓，案主往往会被童年的经验感受包裹，无法感受到当下成人的力量，当案主在生活中遇到类似的事件，就会触动内在的童年经验，引发童年时期的情绪感受，无法以一个成人的力量面对当下所发生的。

　　童年陪伴法操作如下：排列师加入案主童年的代表站在案主身边，让案主看到自己童年的代表，区分童年的自己和当下的自己，觉知到当下的自己已经不再是一个孩子，承认接纳自己童年时期的感受，肯定自己的童年感受，了解到一切都过去了，自己勇敢地走了过来，自己从童年的经验中有所学习成长（图4-3）。

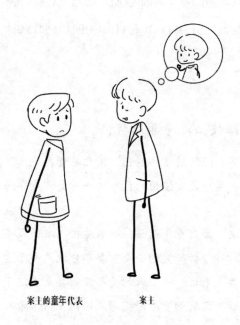

案主的童年代表　　　　案主

图4-3

　　此时排列师可以让案主对自己童年的代表说："亲爱的某某（童年小名），我是长大后的你，谢谢你这么坚强，我们走过来了！"（图4-4）。

　　当案主愿意接纳过去所发生的一切的时候，就可以拥有自己当下成人的力量。当案主尊重自己的童年经验并给予它一个位置的时候，过去的一切就可以过去了。若案主一直对抗自己童年发生过的一切，不接受自己的童年经验，压抑自己的童年感受，反而会为过去加诸更大的吸引力，被过去的经验牵引，生命中就容易出现诱发童年感受的事件，反而无法与过去告别。

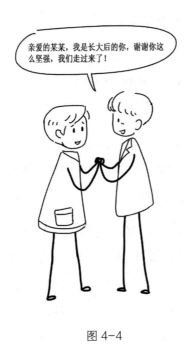

图 4-4

三、排列师操作时心中"五要问"

一要问："是否要开始这个排列？"

当案主所提的问题真正困扰他，他愿意负起自己的责任，而且也愿意做些什么以带来改变，而不是想要改变别人，此时就可以做排列。

案主准备好进行排列工作的信号是，他会渴望但很谨慎，甚至会有一点紧张，他会很认真，不是好奇或开玩笑。

相反，当案主对排列的工作方式不认可，对排列师或排列场域不尊重，或案主没有清晰的议题，或案主不愿意面对事实、拒绝担负自己的责任、期待排列师解决所有的问题时，排列师要慎重地问自己的内心："是否要开始这个排列？"

二要问："解决之道要从哪里切入？"

根据排列的经验，案主的许多问题都是受当事人的生命经验动力影响或系统动力影响，因此，排列师在开始排列时要考虑以下几个方向并从当下动力呈现最强的方向切入。

（1）个人生命经验动力　个人生命中亲身经历的重大事件对案主的信念价值观、情绪反应模式、思维认知、身体记忆有着直接且深远的影响，排列时首先要引导案主面对亲身经历的重大事件。

（2）家族系统动力　每个人都紧密地与自己的家族联结在一起，当事人无意识认同了家族中某个被排除的成员，就可能与之有着类似或相同的命运轨迹；后代可能会承接家族中未尽事宜的能量或压抑下来的情绪；家族中的共同意识或集体潜意识可能会限制案主的生命状态，如"重男轻女"的思想。此时排列师的工作不是帮助案主对抗某种家族信念，而是支持案主在自己的序位，用更好的方式活出自己。

（3）社会集体动力　战争、饥荒等社会历史事件，重大的谋杀事件、不当得利、严重的伤害冲突等集体事件后续都可能持续影响相关的家族及家族后代。

（4）大自然的系统纠葛动力　若某个系统内存在伤害动物、破坏环境、不当采矿等对大自然的破坏行为，只有当事人及其家族诚心忏悔道歉，负起责任，才能让大的系统重新趋向平衡。

三要问："爱在哪里？""爱在哪里？""爱在哪里？"

系统排列不仅可以帮助我们面对问题，寻找解决之道，更重要的是若要真正"解决问题"，那就要我们学会 "如何爱"。制造问题的力量和解决问题的力量是共同运作的，两者都隐藏在爱的后面，只是方向不同而已。排列师在寻找解决之道时，心中要不断问自己"爱在哪里？爱在哪里？爱在哪里？"，因为找到"爱的按钮"，就能找到解决之道；找到"爱的按钮"，就能踏上爱的成长之路。

这就是系统排列的秘密：系统排列是透过爱的成长之路。

四要问："要如何表达爱？"

排列师要引导当事人成熟地表达爱，将盲目的爱转化为觉悟的爱，而不是无意识地用某些行为模式阻碍自己朝向幸福，或发生与其他家族成员类似的命运轨迹来表达对家族的忠诚。

排列师首先可以引导当事人表达出表层情绪，这个情绪也许是恨，也许是愤怒，也许是悲伤。当当事人的情绪流动之后，排列师要支持当事人觉察到这样的一份情绪后面隐藏了怎样的爱。恨的背后也许是一份失望，愤怒的背后也许是压抑下的悲伤，而这些情绪的源头都是因为爱。排列师要支持当事人用正向的有觉知的方式来表达爱，当当事人能够表达出隐藏在内心的爱和真实的感受，就有机会将情绪的能量转化为爱的能量。

五要问："是否必须中断这个排列？"

当你注意到下列情况时，就要中断排列：

① 当事人本身不够认真；

② 当事人没有回归中心，没有和每一个代表进行良好的联结；

③ 当事人并没有投入在系统排列的"感觉"之中；

④ 排列师看不出解决方法或不知道接下来该怎样进行时；

⑤ 有重要的当事人信息遗漏；

⑥ 场域能量已经停滞，没有新的信息流动，排列师也可以选择中断排列。

有时中断排列是对案主（当事人）最好的支持，同时这也是对排列师的巨大考验。排列师中断排列，案主往往一时之间无法接受，可能会追问排列师为什么没有完成排列，但正是因为排列师没有完成排列，促使案主必须自己直接面对问题，这时案主的问题往往会出现新的转机。

四、一对一个案系统排列操作要点

当排列的代表人数不够，或当事人的议题涉及隐私的时候，排列师可以用小人偶和卡纸为个案进行一对一的排列。进行一对一的排列之前可以请案主先观摩团体个案的工作方式或参阅相关书籍了解系统排列。

（一）小人偶排列操作法

（1）当事人阐述议题，排列师和当事人就排列目标达成共识。

（2）当事人选择小人偶作为角色的代表，并将小人偶摆放在合适的位置上，呈现视觉化的内在画面。

（3）排列师用手感知每个小人偶传递的信息，觉察自己有怎样的身体感受和情绪感受，觉察感知自己想要移动的方向。

（4）排列师与当事人共同探索系统动力。

（5）排列师支持当事人面对和解，并请当事人记下有疗愈作用的画面。

一对一小人偶排列操作的重点是，排列师要细心观察当事人在排列中的每一个动作，因为当事人的每个动作都反映了当事人的深层潜意识。当事人如何摆放每一个小人偶，是否明确每个小人偶的位置在哪里，小人偶的序位是否合乎法则，当事人是否一直摸着小人偶犹豫不决，无法确认摆放小人偶的位置等，这些都是重要信息。例如，当案主选择一个较小的人偶代表现在的自己，这可能代表着案主的内在还没有长大，还停留在童年时期的状态。

（二）白纸或彩色卡纸排列操作法

（1）当事人阐述议题，排列师和当事人就排列目标达成共识。

（2）排列师根据议题选择白色卡纸或不同颜色的卡纸代表需要的角色。

（3）当事人推动排列师走到场域中，感受每张卡纸应该摆放的位置，排列师将卡纸摆放在合适的位置之后，排列师站在每张卡纸上感受角色的情绪或想移动的方向。

（4）排列师和当事人共同探索动力方向，可以增加卡纸代表的角色，当代表有增减的时候，排列师可以依次重新站在每一张卡纸上感受代表角色的增减带来的感受变化，并用第一人称的方式表达出感受。

（5）排列师支持当事人在场域中面对和解。

（6）排列师扣回议题，建议后续功课落实。

一对一卡纸排列操作的重点是，排列师能够放空自己，保持中立，准确体会到每个角色的感受，整个排列过程当中排列师切忌用自己的意图、想法干扰感受，排列师描述代表感受的时候要用第一人称"我……"，而尽量不要跳脱代表的感受用"我觉得……"来表达。排列师可以交叉多次验证各个角色代表的感受，避免先入为主的观念和头脑的干扰。

第五章　系统排列操作实务

一、华人家庭常见议题八大操作技术模板

华人家庭常出现一些相类似的议题，书中给出了常用的有效处理方式供大家参考，请依个别情况调整应用。

（一）童年与母亲分离的经验：完成中断联结（IROM）

每个孩子出生之后第一个想要接近的目标就是妈妈，这是孩子本能的爱，这份爱确保孩子可以生存下来。若是出现妈妈难产死亡、产后不久过世，婴儿早产，婴儿出生后就必须与妈妈分离，婴儿有难产经历，或因为种种缘故，妈妈无法照顾年幼的孩子，孩子有被送养、抱养、寄养的经历等任何早年与母亲分离的经验，都可能导致孩子早期接近妈妈的目标没有达成。

孩子小时候内在没有足够的力量消化这种分离的痛苦，长大之后往往在接近事业成功的目标时触发孩童时期接近妈妈失败的挫折感，从而表现出犹疑和退缩的行为，也因此往往在关键时刻与成功失之交臂。

孩子早期与妈妈的联结中断也常常影响成人之后的人际关系和深入的两性亲密关系，孩子长大之后无法与他人建立持久的亲密关系，因为关系深入的时候就会想起接近妈妈失败的感受。完成中断联结可以帮助案主用新的经验感受取代原有的挫折感和失败感。

完成中断联结的步骤如下。

步骤一　选案主妈妈的代表，请她站在距离案主合适的位置保持不动，感受和案主的联结。排列师引导案主慢慢变小，内在回到与妈妈分离的童年时期，案主可以蹲下或者跪下，闭上眼睛，感受当时的身体情绪（图5-1）。

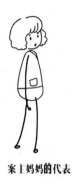
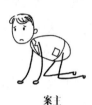

案主妈妈的代表　　　　　　　　　　　案主

图 5-1

步骤二　请案主睁开眼睛并看向妈妈的眼睛，用小时候称呼妈妈的方式喊妈妈，案主的眼睛始终看着妈妈，可以重复说："妈妈，求求你，让我靠近你，我想要靠近你。"这时候允许案主的情感自由流淌，但要始终看着妈妈的眼睛，很慢很慢地向前移动。排列师需要关注案主的呼吸，可以用手轻轻触碰当事人的后背，当案主身体内受挫的记忆被触发的时候，呼吸也会发生变化。排列师可以提醒案主保持深呼吸，让前进的阻抗慢慢消失，必要时可以使用敲击震动的方法支持案主慢慢爬向妈妈（图5-2）。

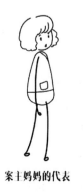
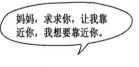
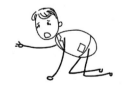

> 妈妈，求求你，让我靠近你，我想要靠近你。

案主妈妈的代表　　　　　　　　　　　案主

图 5-2

步骤三　当案主爬到妈妈身边，并触碰到妈妈的时候，请妈妈的代表紧紧地将案主抱在怀里，案主回到刚被妈妈生下来的时间点，这时候允许案主发出声音，尽情释放压抑的感受。请妈妈的代表紧紧地抱住案主，轻声说："妈妈在这里，妈妈在这里"。案主此时可以闭上眼睛，感受和妈妈的心联结在一起的感觉。当案主出现一口大大的深呼吸并放松下来，表明内在的身体记忆被释放，这时候可以请案主说："妈妈，我抱住你了，我终于抱住你了！"妈妈的代表紧紧抱住案主，排列师请他们坐在地上，案主保持婴儿的姿势躺在妈妈的怀里（图5-3）。这个过程的要点是排列师要防止案主掉入自己的无意识情绪发泄里面。

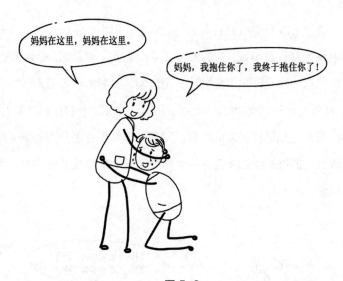

图 5-3

步骤四　排列师引导案主说："很好，你现在正被妈妈安全地抱着，你和妈妈在一起，你是安全的。"此时妈妈的代表也可以轻声说："宝贝，你现在安全了。妈妈很高兴把你生下来，妈妈爱你！"抱的时间可以久一点，最好持续半小时以上，甚至可以持续1小时左右（图5-4）。如果案主睡着了，表明他已经完全放松下来，如果此时"婴儿"有吞咽动作，"妈妈"还可以屈起手指"哺育婴儿"。

步骤五　在案主逐渐醒来的时候，排列师要及时引导："深呼吸，深呼吸，把妈妈怀抱里这种安全温暖的感觉吸入到你的身体里面，让每个细胞都打开，把这种感觉吸收进去，留在身体的记忆里。你是安全的，你在妈妈的怀抱里，你是全然被妈妈爱着的。"

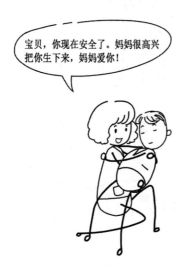

宝贝，你现在安全了。妈妈很高兴把你生下来，妈妈爱你！

图 5-4

步骤六　排列师引导案主慢慢长大，请案主慢慢睁开眼睛，看着妈妈的眼睛，对妈妈表达出生的感谢（图5-5）："妈妈，谢谢你生下我，为此你我都付出了代价，我会好好珍惜你给我的一切！"通过联结妈妈，案主也同时联结到更大的生命源头。

此时妈妈的代表可以说："谢谢你，孩子，谢谢你活下来了！妈妈很高兴生了你，妈妈爱你！妈妈祝福你！"然后排列师引导当事人慢慢长大，从一个婴儿长到1岁，2岁，6岁，8岁……15岁……直到现在的年龄（图5-6）。整个过程结束后，提醒案主回家后注意保暖，吃些柔软易消化的食物。

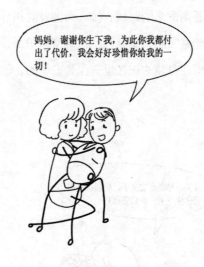

图 5-5

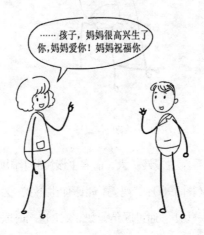

图 5-6

（二）重男轻女：接受自己，并请求祝福

重男轻女的思想在很多华人家庭中都存在，而深受其影响的女性往往在自己的人生中无意识地又跟随这种思想创造自己的命运或后代的命运，比如有些女性内在的自我价值感很低，没有自信；有些女性为了得到父母家族的认可，会活得

像男性一样；有些女性难以拥有幸福的婚姻或健康的两性关系；有些女性怀孕后会因为胎儿的性别堕胎流产，造成更多的遗憾……

排列师在引导的过程中重点不是与当事人共同对抗重男轻女的集体意识，而是要能够引导当事人接受自己是女性的事实，看到自己的生命价值。

步骤要点如下。

步骤一　请案主（当事人）接受自己是女孩的事实；

步骤二　排列出父母的代表，请父母接受自己是女孩的事实（图5-7）："亲爱的爸爸妈妈，请接受我是一个女孩。允许我荣耀自己的女性特质。"

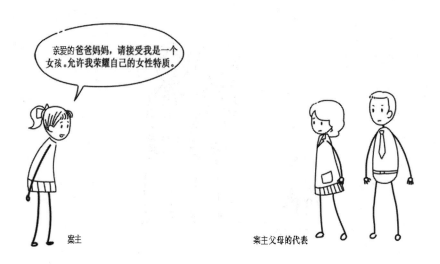

图 5-7

步骤三　排列出家族中曾经因为重男轻女而付出代价的女性，看到她们，感谢她们，肯定她们的付出，并请求她们允许自己能够和她们的命运有所不同。允许自己能够不再忠诚于这种信念，并以自己的女性特质为荣："亲爱的家族的女性长辈们，请允许我接受自己是一个女孩，请祝福我用不同的方式爱这个家。"

（三）堕胎：表达情感，心中给位置

面对堕胎议题请排列师首先了解堕胎的原因，堕胎之后夫妻往往陷于互相指责而没有真正看到被堕胎的孩子，而活下来的孩子也会无意识地想为没有活下来的孩子承担。排列过程的重点是引导当事人的情感流动，把堕胎流产的孩子真正地放在心里。因为对他们来说最好的爱就是承认他们，为他们做纪念的事情并祝福他们。

步骤一　排出被堕胎的孩子，让他坐地上。请父母真正看到被堕胎流产的孩子，从心中把这些孩子看到眼里（图5-8）。

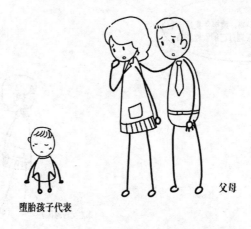

堕胎孩子代表　　　　　父母

图 5-8

步骤二　请父母对堕胎流产的孩子表达情感，负起自己的责任，请注意不要掉入自己的情绪之中。

"亲爱的孩子，我是你的爸爸／妈妈，对不起，我们把你拿掉了。"

步骤三 在心中给堕胎流产的孩子一个位置（图5-9）。有时候这些孩子需要的仅仅是父母的承认、接纳。

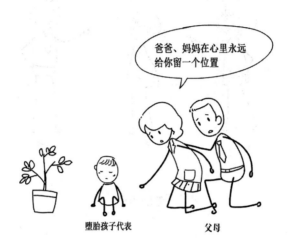

图 5-9

（四）退出父母冲突：回归序位

退出父母冲突议题的重点在于，不仅让当事人在头脑层面上认知到自己要回归到自己的序位，因为很多孩子都明白要退出父母之间的冲突，尊重父母的命运，但真正做到是有难度的。

步骤一 请孩子分别表达对父母的情感（图5-10）："妈妈，我爱你，我也爱爸爸。爸爸，我爱你，我也爱妈妈。"

步骤二 请孩子慢慢退出父母之间的冲突，回归到孩子的序位上（图5-11）。

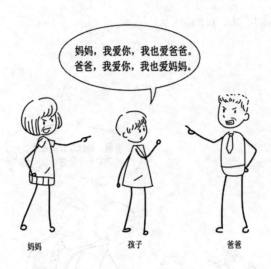

图 5-10

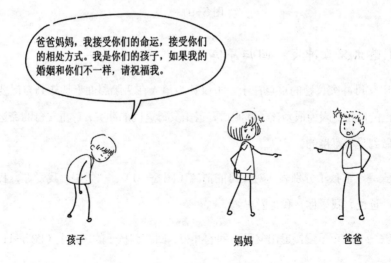

图 5-11

（五）伴侣分离，告别前任伴侣：承认、负责、心中给位置

人生的缘分是无常的，生命也是有分有合的，分开的伴侣能够肯定双方以往的付出是有价值的，能够分别承担起自己的责任，愿意好好地分开，就代表一段缘分的圆满。

步骤一　当事人选一个前任伴侣的代表，双方看着彼此。

步骤二　当事人承认前任伴侣的位置和双方曾经的付出（图5-12）。

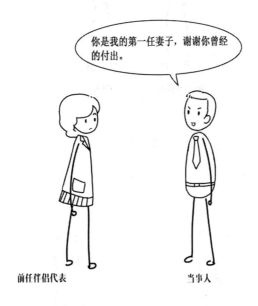

图 5-12

步骤三　对于双方分开这件事情，当事人愿意承担起自己的责任，同时把不属于自己的责任交还给前任伴侣（图5-13）。

步骤四　当事人在心中给前任伴侣保留一个位置并走向自己新的生活（图5-14）。

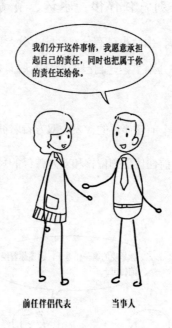

图 5-13

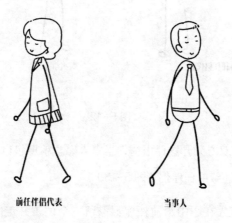

图 5-14

（六）夫妻失和：彼此有责任，要一起面对

要点：夫妻关系是需要平衡的。失衡的夫妻关系往往压抑了很多情绪，排列的重点是推动夫妻关系重新恢复平衡，每个当事人的处理方式不尽相同，但重要的是支持当事人在自己的位置上如实地看到对方，看到对方背后的家族并给予尊重。

此时夫妻可以向对方说："这些事我也有责任，我们一起来面对。"

（七）协助孩子面对父母离婚：尊重与两个父母都爱

要点：夫妻离婚不一定给孩子带来很坏的影响，而夫妻是否能够好好地分开，对孩子的影响则是很大的。夫妻分开需要双方表达出自己的感受，这个过程也许并不美好，但当情感有流动的时候，系统的能量就能释放。离婚只是夫妻关系的结束而不是亲子关系的结束，排列工作的重点在于能够共情理解孩子的感受，让孩子知道自己可以同时爱妈妈和爸爸，这样父母分开之后在孩子心中父母仍旧是可以融合的。这时，父母可以对孩子说："亲爱的孩子，很可惜爸爸妈妈没有办法继续在一起，这不是你的错，这是我们之间的问题，但你永远是我们的孩子，如果你爱爸爸（妈妈），我会很高兴。"

（八）亲人死亡：哀悼辅导

对于哀悼议题，有的个案需要表达出压抑下的悲伤；有的个案需要让案主看到过世的人已经安息，不要再打扰过世的人；而有的个案的哀伤来源于承接了家族当中对死亡的悲伤。需要根据个案的具体情况引导。

例：表达对过世亲人的悲伤

步骤一　引导当事人情绪流动，表达出对过世之人的深层悲伤，说出与过世亲人之间未竟事宜的心结（图5-15）。

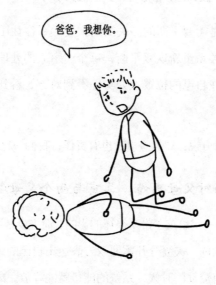

图 5-15

　　步骤二　请当事人与过世的亲人有身体上的联结，通过拥抱、抚摸等动作支持当事人与过世的亲人之间进行情感和心的联结（图 5-16）。

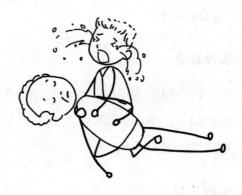

图 5-16

　　步骤三　请当事人把与过世亲人联结的感受吸入全身的细胞，把这种感觉放到心里。

步骤四　请当事人将对过世亲人的爱转化为正向的方式，比如引导当事人用过世亲人希望的方式表达爱的联结，向过世亲人承诺自己会更好地活下去，最好有具体的行动建议（图5-17）。

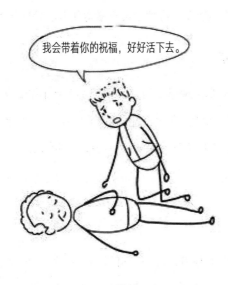

图 5-17

步骤五　请当事人与过世亲人告别。哀悼过程结束之后要让当事人站起来，这样当事人才更有力量面对当下的人生（图5-18）。

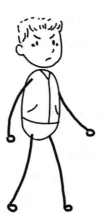

图 5-18

二、排列现场紧急状况处理实务

无论排列过程中出现怎样的状况，最重要的一点是排列师本人内在稳定无惧，并且课程中必须有工作人员协助。排列中常见紧急状况的处理如下。

（一）代表状况处理

称职的代表对于排列师来说是不可或缺的助力，称职的代表能够带着一份无为联结场域，如实呈现场域信息；在代表过程中不掺杂自己的情绪感受和生命故事；没有拯救当事人的意图，不用头脑诠释解读自己接收到的信息。

常见的代表问题如下。

1. 代表难以进入角色

对于没有代表经验的参与者，排列师可以指导代表完全放松，觉知自己的身体感受，让场域的力量带领自己；如果关键角色的代表难以进入角色，场域无法流动，排列师可以根据情况调整替换为有经验的代表。

2. 代表不愿意感知角色

一个不愿意感知角色的代表可能让排列个案无法开展甚至破坏一个排列个案，让不愿意感知的代表在场域中是排列师的失职，遇到此种情况排列师应该立刻替换不愿意感知的代表。

3. 代表将个人情绪体验带入角色

当代表在场域中的移动速度过快，说明代表可能在用头脑思考该如何移动或带入了个人情绪体验，排列师需要提醒代表保持觉知，根据场域的力量移动；当代表的情绪表现得过于戏剧化或夸张，说明代表可能带入了个人情绪经验，排列师要提醒代表保持中立，若代表仍旧没有改变，排列师要马上换代表。

4. 代表情绪反应激烈

当代表的情绪反应超出正常的情绪反应，过于戏剧化地展示情绪，排列师应该首先提醒代表归于中心，感知场域信息，可以"留一半意识在外面，只需要感受一半"。

若代表无法回应排列师甚至无法停止，表明代表已经陷入个人情绪，排列师要请代表回座休息，用其他代表替换。

若代表出现较严重的反应且无法调整，比如震颤抽风、有晕厥的倾向或剧烈的情绪波动和不受控制的言行时，排列师需要镇定从容，提早及时中断他。

① 大声喝止。

② 提醒对方睁开眼睛，并用现实的问题打断，比如"你叫什么名字？""我是谁？""我的眼睛是什么颜色？"。

③ 同时用痛觉提醒对方，用拇指和食指用力掐捏此人拇指和食指相交处的合谷穴、鼻唇沟中的人中穴，迅速地让此人平静下来，回到现实。

④ 排列师鼓励代表："你做得很好，谢谢你的帮忙，现在你可以回到自己了。"

⑤ 由工作人员扶到场外休息，跟进妥善照顾。

⑥ 若现场有其他参加者，排列师要安定军心，解释给现场的参加者，让他们知道这与案主以及担任代表无关，这是因为他个人有一些潜在性的情况需要处理，能在这个安全被保护的情况下出现，及早发现，及早治疗，对他也是好的。

⑦ 若代表出现"表演性"的假性状况，排列师可灵活应对，比如对他说："你做得很好，谢谢你！现在你可以回座了"，其目的是让对方回归中心，不引起场上其他人员的担心和骚动。

5. 代表闭眼失控

代表闭眼掉入自己的情绪中，不回应排列师，需要立即处理，保持场域的秩序。

① 排列师可以大声请代表睁开眼睛，若代表没有回应，排列师可以扒开代表的眼睛，请他回到当下。

② 大声叫代表的名字，拍打他的肩膀。

③ 排列师用指甲刺激代表的人中穴，让代表产生痛感。

④ 排列师鼓励代表："你做得很好，谢谢你的帮忙，你现在可以回到自己了。"

⑤ 排列师请工作人员将代表请出场域之外单独妥善处理。

6. 代表抽离角色有困难

在排列过程当中，角色代表主观上是能够随时抽离其所代表的角色，但若代表本人内心非常想要帮助他人或代表本人曾经有类似的生命经验和体验被触发，就有可能在排列结束之后沉浸在代表的角色感受之中，帮助代表抽离角色的方式有以下两种。

① 可以让排列的当事人面对个案中的代表站立，再次感谢代表："谢谢你的帮忙，现在请把属于我们家的还给我，谢谢你的帮忙。"也请代表对当事人说："谢谢你的信任，我尊重你家人的命运，现在我把你家人的命运交还给你，我做回我自己。"

② 若代表和当事人已经分开，请代表观想当事人及其家族成员，用心说："我刚才代表某某，我对你的命运表示尊重，同时把属于你的责任交还给你，现在，我做回我自己。"转过身，把代表角色的感觉交还回去。

（二）案主问题状况处理

1. 案主不了解排列的意义

排列工作开始前，排列师应当询问案主是否了解系统排列，对于首次参加的案主，排列师需要解释清楚排列的工作方式及意义。排列过程中案主提出关于排列的问题，排列师需要进行简明扼要的解释，并征求对方是否愿意继续进行。结束排列后，对于案主不明了的部分，排列师需要重点解释排列呈现的部分如何在生活中转化，指导案主在生活中进行实践。

2. 案主情绪激动、闭眼大哭

案主情绪激动的时候，排列师无需过早打断。可以支持案主将情绪表达出来，若案主一直闭眼大哭，进入了情绪发泄的无觉知状态，排列师需要提醒案主睁开眼睛，保持深呼吸，让案主回到当下而不是一直沉浸在自己的内在画面里。

3. 案主对排列师生气

案主有时候因为排列师没有按照自己想要的方式进行排列工作，往往指控排列师或对排列师生气，这往往是由案主对父母的移情和投射所致。这时排列师要觉察自己是否站在了当事人父母的位置，是否想要承担当事人父母的责任。

还有一种情况是案主不愿真正面对自己问题的时候，会指责排列师。排列师需要尊重案主的意见，同时看到案主的行为模式和生命经验，提醒案主珍惜面对自己问题的机会，因为这样的逃避模式在案主过往的生活中一定曾经出现过，排列工作只是又一次呈现了案主面对问题的模式。对于案主来说，这是困难的时刻，也是转变的契机。当排列师可以用尊重案主的态度来与案主沟通，无论当下的排列工作是否会继续，对于案主来说都是一次学习和反思的过程。排列师首先要考虑的是如何对案主给予最好的支持，而不是为了排列而完成一次排列。

（三）团体成员问题状况处理

1. 团体成员走动、聊天、吵嚷

排列师需要根据情况重新进行场域构建，可以利用课间休息调整场域能量。团体成员重新回到场域之后，排列师带领团队成员冥想或进行提高凝聚力的练习，同时提醒团体成员彼此尊重支持，共同面对生命课题。工作人员需要在课前温馨提示相关细则并告知参加者在排列个案时尽量不要走动、说话及接打电话等。

2. 团体成员涣散、打瞌睡

如果在个案进行中出现团体成员注意力涣散，通常是因为遗漏了揭示解决方案所需要的一些信息或排列场域的能量已经向下所致。此时在排列师还能控场的时候停下来会比较好。排列师可以安排小组练习，让大家调整身心，也可以组织大家进行讨论分享。下午的课程开始后大家都会比较疲倦，可以考虑安排动感的暖场活动，有利于振奋精神。

3. 团体成员不满排列师做法，大声挑战排列师

排列师需要做到无畏无惧，直面挑战，清晰而坚定地表达自己的感受和想法，请对方尊重同学的整体利益，不同意见可以课下提出解决。排列师要主导整个场域，如果失去了控制权，也会同时失去参与者的信任和尊重，那样也就没有人愿意敞开心扉来进行排列了。

除此之外，排列师要有防范意识，在排列课程或沙龙之前告知参与者哪些人群是不适合参加的，比如精神障碍及心理异常人群。另外，还需要组织者提供参与者的基本情况，特别关注有身体疾病和高龄的参与者。必要的时候现场需要医护人员在旁提供协助支持。

三、有关操作实务的指导建议

一个成功的系统排列所需条件：当事人的意愿；排列师的专业；中正的代表。

（一）对于代表的建议

（1）专注在你的身心反应上，融入其中，让它推动你而不是自己想怎么移动。你的工作是让这些信息在你身上发生作用，并尽你所能被动地呈现出来。

（2）代表所接收到的信息包括所有身体动作、喜怒哀乐情绪以及深层的想法。把你身上所接收到的所有信息都呈现出来，需要时也可以说出来，不管那是什么情况，不要不好意思而压抑了部分信息，特别是当这个感觉和你个人的价值观念相违背的时候。

（3）不要担心这些感觉是你个人的经验，或是对情况的反应，排列师自己会做判断区分。

（4）若是想报告你所感觉到的，请举手示意排列师，但是要防范你自己的诠释。当感觉来到的时候要信任它们。

（5）避免就你所看到的下结论，并思考你应该要怎么感觉。如果你没有感觉到任何事情，那么就照实说。

（6）除了中立准确地呈现这些信息如何作用于你之外，不要有任何其他的意图，包括想帮忙的意图及出现在脑中的想法或画面。当你获得经验之后，你将会产生很清楚的感觉，知道什么需要说，什么可以不必说。

（二）对于案主的建议

（1）只有当你努力过了，但是问题仍困扰着你，或是问题非常急切，真正需要的时候，才做系统排列，只有好奇心是不够的。

（2）心态很重要：不要期待排列师或任何人把你的问题解决了，而是你自己愿意成长，愿意改变，愿意负起自己的责任而不是不断抱怨，排列师才能用他的专业帮助你重新看待问题并寻找解决之道。

（3）排列过程要专心敞开，放下你自己预想如何排列的观念和计划，因为那样会干扰代表们去感知重要的信息。允许自己对所浮现的情况敞开接受，即使呈现的情况出乎你的意料。

（4）若排列师要你排出每一个代表的位置时，你可以按照你的直觉，牵着代表们的手或握着他们的肩膀，排列出在你心里这些人的关系位置。

（5）排列结束要把整个过程的画面好好印在心中，好好沉淀，从内心感受，而不是陷入头脑问问题的状况，最好自己一个人静静地消化一下，当下不要让其他人打扰你，即使他人是出于好意。自己也不要好奇去询问刚才代表的感受，所有你需要的信息已呈现在刚才的排列里，过多的信息不一定是好的。

（6）案主回家之后不要急着做什么，当你决定要做什么时，要遵从自己内在产生的力量，然后你会很自然地去做，身边的人也会觉得自然。

（7）如果排列师有一些建议，也按适合自己的方式进行，并且是抱着真诚的心去做，切勿敷衍，因为最大的收获还是自己。

（三）对于排列师的建议

（1）排列师的方向要定位在"寻找解决之道"，你要寻找它，但不是制造它。

（2）排列师是在"支持当事人重新看问题并寻找解决之道"，制造一个解决的方法不是排列师的工作，但是要在排列所看到的信息中找出一个它本身所建议的方法。

（3）真正的解决之道往往是对整体好，也会让当事人自己更好。排列师要站在一个看到整体的制高点，切不可偏袒任何一方。

（4）排列师要支持当事人回归"道"，与生命大力量的规律和谐一致地生活，学会用不同的方式来爱，学会朝向五大法则的爱。

（5）找出那些被系统排除在外和被遗忘但仍然对这个系统有影响力的成员。

（6）排列师在心里要给出这个系统里面曾经被毁谤、憎恨、鄙视和被排除的人一个位置；在虐待或伤害的当事人中，也要给加害者一个位置。所以解决的方法需要整个系统里的每个人都有一个位置。

（7）找出那些想要离开、必须离开的人，以及那些必须允许他们离开的人。当所有代表都面对同一个方向的时候，要寻找出他们前方那个被遗漏的人。

（8）信任代表们的报告。当排列师觉察到的和代表们的报告不一致的时候，信任自己所觉察到的。

（9）排列越简单越好，用最少和必要的人数去寻找解决之道。

（10）关注团体成员的情绪。如果团体成员不够认真和精神散漫，那么一定有什么事情出了差错。

四、系统排列的定位与法律层面的注意事项

（1）系统排列是一门应用心理学，是一门生活教育学科，教导我们如何更好地生活，如何走向幸福成功，如何走向自己好、世界也好的道路。

（2）系统排列是一门应用哲学，是一门信息科学，并不是某种僵化的理论教义。它给人们提供一个机会从不同的角度、整体的视野看问题，并寻找出具有创意的解决之道。

（3）系统排列是一门系统式的助人方法，一门实用的咨询技术，可有效运用在个人、家庭、企业、组织与商业经营上，当事人清楚当为自己所有的决定负责。

（4）系统排列技术也可以用于心理咨询与心理治疗，但实施者须有相关的专业资格。对于患有精神病的当事人，排列师请转介给有相关资质的精神科医师或心理师。

（5）系统排列技术也可以作为生理医疗的一种辅助方式，但请遵从医嘱，且排列师不可宣称疗效保证。

（6）系统排列课程开始前，学员需要知悉系统排列的应用范围并签署课程参加同意书。

第六章　系统排列案例与解析

　　以下真实案例都来源于周鼎文老师的工作坊，现场大约有数十人到数百人，有一半以上是新成员，所做的排列都是为了让整个现场所有人学习，所以有些对话除了是对案主说的，也是对现场所有人说的。

　　为了让各位更清晰地学习系统排列操作，下面按照"起承转合"四大步骤来解析重要的过程，并在最后进行系统动力与心理动力的解说。这些过程都是依当下情况所做的操作，并非绝对，所以排列师会因不同的人、不同事件和时空而有不同反应，相信这些解析能帮助各位更好地掌握系统排列技术。

案例1　"单亲家庭"的孩子：拾回对爸爸的爱

　　李凡瘦瘦高高的，戴着一副眼镜，说话沉着而冷静。他今年37岁，在爸爸的家族企业中担任总经理，负责公司运营。

【排列操作】

第一步"起"　建立关系；厘清问题；收集信息；达成共识。

　　周老师："什么问题？"

　　李凡："我在爸爸的公司担任总经理，最近因为公司的事常跟我爸爸发生冲突。我很想改善和爸爸的这种僵局，也希望公司能够很好地发展下去。"

　　周老师："你平时跟父亲的关系怎样？"

　　他沉默了片刻，然后慢条斯理地回答："那我就讲讲我的故事。我在三年前进了爸爸的公司工作。在此之前，我和爸爸没有任何联系。因为很小的时候爸爸妈妈就已经离婚了，我一直跟着妈妈生活。从小，我就看着爸爸妈妈吵架，吵得很厉害。我还记得，我七八岁的时候，他们有一次吵得尤其激烈，爸爸使劲用脚踹门，妈妈拿着刀。最后离婚是因为爸爸有了外遇。"李凡平淡地讲完自己的故事，看不出太大的情绪波动。

第二步"承" 选择代表；探索动力；询问历史；揭露真相。

周老师对他说："找一个人代表你爸爸，一个人代表你妈妈，一个人代表公司，一个人代表你自己。"

在排列中，我们看到了另外的画面，另外的李凡：爸爸对妈妈有着很激烈的情绪，表情很痛苦，有话堵在胸口却说不出来。妈妈很害怕地躲在了一个角落，背对所有人，什么也不看。然而作为儿子，李凡对爸爸则是无比愤怒，张开双臂阻拦着爸爸，不让爸爸靠近妈妈，他要保护妈妈。没有人顾及公司，公司的代表则保持一定的距离站在旁边，但不是很稳（图6-1）。

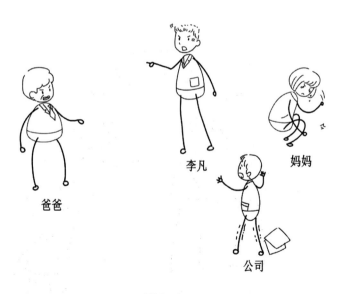

图 6-1

周老师（对所有学员）："从小目睹父母吵架的李凡，想要保护妈妈而承接了对爸爸极大的愤怒，而这个潜在的愤怒就通过公司对父亲发泄出来，公司的经营也会被这种能量波及，这是一种情绪的转移。而爸爸把公司交给儿子管理，在潜意识里就是一种补偿，如果他们父子关系不改善，这家公司就危险了。"

第三步"转"　寻找解决之道，表达情感，回归序位的爱。

周老师请李凡自己站进排列，开始引导他直接面对父亲，把自己内心最真实的感受都向父亲说出来，不再是总经理对董事长，而是儿子对爸爸。

看着父亲激烈而痛苦的表情，李凡上前抱着爸爸说："爸爸，这三年来我慢慢理解了你这么多年的痛苦。"他接着说了很多话，他把过去将近三十年里的话都说了，把过去三十年不曾联系的爸爸好好抱在怀里……这对父子头贴着头，沉默不语，眼里都泛着泪光。这个画面让在场的所有人为之动容，眼泪悄悄滑落。这恐怕是男人间最动人的情感表达。三十年来，儿子和父亲各自压抑了太多情感、情绪，这是他们重新建立起来的一份情感的交流与联结（图6-2）。

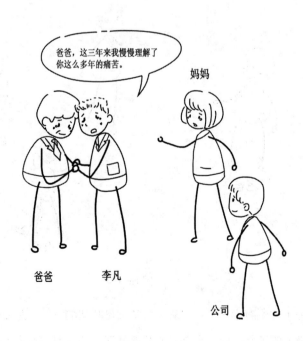

图 6-2

接着周老师引导李凡，从父母的关系中间带着觉知慢慢退了出来，对父亲说："爸爸，我爱你，我也爱妈妈。现在，我尊重你们的关系。"李凡也转过身，对妈妈说道："妈妈，谢谢你照顾我这么久，对不起，我不能再保护你了。" 他哭泣着拥抱着妈妈，妈妈也哭了（图6-3）。毕竟这三十年的陪伴，经历过多少同甘共苦……

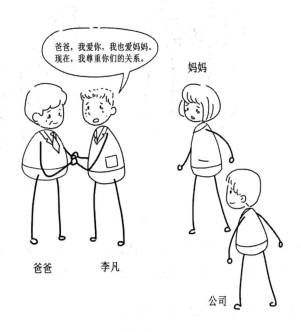

图6-3

在表达过情感后，孩子才比较容易回到序位。此时李凡才有办法对妈妈说（图6-4）："亲爱的妈妈，谢谢你照顾我这么久，现在我要回到孩子的位置了。""我尊重你和爸爸之间的事。我把属于你对爸爸的愤怒还给你。妈妈请原谅我，我爱你，我也爱爸爸！"

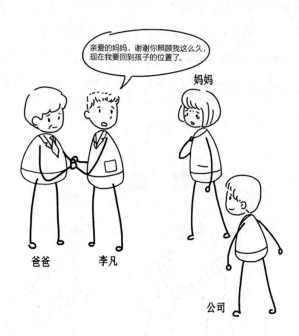

图6-4

　　李凡终于轻松下来，微笑地看着爸爸妈妈，泪光闪闪。现在，他可以做自己了，不用再承担妈妈对爸爸的愤怒，他重新拾回了对爸爸的爱。

　　公司的代表看到这整个过程也变得稳定了。

　　排列告一段落。

第四步"合"　扣回主题；内化过程；回家之后；行动建议。

　　周老师没有对李凡说任何话，也没有给予任何建议，因为知道这个过程已经在他的内在产生巨大的影响。如果他需要做什么，因为这份内在的改变，他会用他自己的方式去完成。

【案例解析】

　　从小在父母的争吵中长大的孩子，长大后通常会走向两种不同的发展：一种是孩子会特别公平或公正，可能会从事律师、警察之类的职业，或热衷于锻炼，希望能够保护爸爸或者妈妈。这种情况下，排列师需要引导孩子从父母关系中退出来，尊重父母相处的方式，回到自己作为孩子的序位上，用成熟的方式去爱父母。

另外一种是，孩子长大后有可能会表现得很乖巧，在人前很胆怯，不敢说话，不敢拒绝大人的任何要求。作为排列师，可以用什么方式引导这类孩子呢？第一种方式是分别对爸爸、妈妈表达爱，例如："我爱妈妈，但是我也爱爸爸。"第二种是让孩子建立与妈妈的联结，让他们躺在妈妈的怀中，感受被妈妈拥抱的温暖与安全。第三种方式是，让他们挣脱捆绑在身上的绳索，仿佛挣脱掉幼时的恐惧与惊吓，冲向爸爸妈妈，在他们的怀抱中找到和谐与温暖。这是让他们建立一种新的经验与记忆，减弱幼时旧有记忆的创伤影响。

我们要明白，父母离婚一定会对孩子有所影响。但是，如果父母离婚时能够以一种好的方式分开，可以大大降低对孩子的伤害与影响。该怎么做呢？关系不好的父母，常常会在孩子面前指责另一方的过错，埋怨或怨恨对方，这会造成孩子内在的分裂，他只被允许爱父母中的一人。但是，实际上在孩子的潜意识里，他们是无条件地爱着父母双方的。因此，离婚的父母要对孩子说："我和你爸爸（妈妈），我们曾经彼此相爱才会生下你，你是我们爱的结晶。如果你能够好好爱你的爸爸（妈妈），我会很高兴。""我和你爸爸（妈妈），我们之间有我们大人的问题，令我们必须要分开，这是我们自己的问题，不是你的错。你永远都是我们的孩子。"

离婚时如果孩子必须与父母中的一方生活，那与尊敬离异伴侣的人在一起是最安全的。而与孩子共同生活的这位父母，就要经常称赞孩子像对方的优点，如"你笑起来的样子跟你爸爸（妈妈）一样好看""你跟你爸爸（妈妈）一样对待朋友很仗义""你跟你爸爸（妈妈）一样很善良"等。这样，即使父母分开，爸爸妈妈也都出现在孩子的生活与成长中，并没有缺失，孩子仍旧可以平稳健康地成长。

案例2　"大龄圣女"：告别初恋的痛

馨玲，四十二岁，没结过婚，谈过几个男朋友，但都是无疾而终。她就是我们常常说起的"大龄圣（剩）女"的典型代表。馨玲无论容貌、气质、工作能力……各方面条件都还是不错的，甚至，单从外貌上看，她好像不过三十来岁的年纪。

【排列操作】

第一步〝起〞　建立关系；厘清问题；收集信息；达成共识。

馨玲坦言："我希望能够拥有长久的伴侣关系。"

"交往的对象中，相处最长的时间是多久？"周老师问。

"五六年的时间吧。"馨玲淡淡地答道。

"那前面谈过多少男朋友？是很正式的那种。"周老师又问。

馨玲想了想，欲言又止，不好意思地捂着脸笑起来："其实，我很想认真地去谈恋爱，然后结婚。但是……"

"但是，我都不认真。"周老师接话道："我'想'认真，表示并没有真的认真。我问的这个问题是很认真的，因为如果前面的每一任伴侣没有得到承认，那么后面的伴侣都会跟随前面的，交往一段时日然后就分开了。"

"我跟我的第一任男朋友，是非常认真的交往，但是是他跟我提出的分手。"馨玲黯然神伤，拿起纸巾擦眼泪。

"第一个男朋友提出的分手？你很爱他？"

"因为他是我的初恋嘛，那个时候我什么也不懂。他和我身边的女朋友关系都很好，后来有一次我们一起旅游的时候，他算是把我'强奸'了吧。"

馨玲又擦了擦眼睛，接着说："后来，我们在一起以后，我觉得就这样好好在一起吧。但是，我后来怀孕了。那年我二十一岁。我们都没有做好准备，所以，就把孩子打掉了。那时候，我也不敢跟爸爸妈妈说，也不能回家养身体，只好在我一个姐姐的宿舍里住着。因为是吃药打掉的，第一次没有打干净，一直出血。刚开始的时候，他还能每天都来看我，四五天以后，他就不怎么来了。我听我朋友说，他的前女友来找他，他们好像又在一起了。我听完当时就懵了，当天晚上我就大出血，不敢跟家里人说，我就忍到第二天早上，自己叫了辆三轮车，拉我去医院。当时，血一直流，我已经浑身没劲了，我感觉我已经走到了死亡的边缘。进了医院，要输血，要手术，需要家里人签字，我怕我父母担心，不敢告诉他们，就找我一个朋友代签。这一切，都是我自己面对，自己处理。在医院住了几天后，我就回家了。"

"你没有跟你的父母说，是不想让你的父母为你担心。"周老师说道。

"我觉得这是一件丑事，很大的丑事，我没脸跟我的父母说。"

"好，现在你已经四十二岁了，你准备好要拥有一个幸福的婚姻了吗？"

馨玲点头。

第二步"承" 选择代表；探索动力；询问历史；揭露真相。

周老师对馨玲："请你寻找代表者，代表：①未来有可能建立长久婚姻的有缘男人；②初恋男朋友；③自己；④堕胎的孩子；⑤爸爸、妈妈（图6-5）。"

馨玲的代表站在初恋男朋友代表的对面却闭着眼睛不去看他。当初恋男朋友代表上前一步时，馨玲的代表就会退后一步。原本正面朝向馨玲的未来有缘男人的代表，此时也转过身去，就这样一直在原地徘徊。

馨玲想了想说："我觉得我爸爸对我的影响特别大，他说的话对我来说就像圣旨一样。他说我应该结婚了，我就觉得我应该马上找到男朋友。很多事都是这样，只要我爸爸说了，我就必须要去照做。"

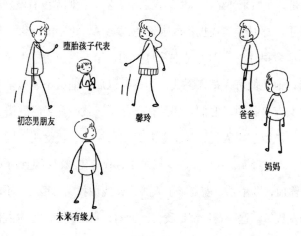

图 6-5

　　"好像你的很多事，都是别人决定的。当我们没有办法为自己的决定负责的时候，我们就没有办法成为一个成年人，也就没有办法主宰自己的幸福。"周老师说道。

　　周老师对馨玲："好，来，让我们一起面对吧。"

第三步 "转"　寻找解决之道，朝向生命五大法则。

　　周老师把馨玲本人加入排列，首先面对初恋男朋友代表。

　　周老师示意馨玲看向初恋男朋友代表："只要你对他还有一份愤怒和怨恨，仍然一直觉得自己被他伤害了，那你就没有办法对后来的这些恋爱对象全力以赴。"

　　"其实，我自己心里非常清楚，我没办法报复他，我只是在心里一直报复我自己。"馨玲面对初恋男朋友代表，无法停止哭泣。

　　"是的，是的，你用惩罚自己的方式在报复他。"

　　"我现在依然很恨他。为了他，我差点把命都丢了。当时，我就一个信念，我一定要活下来，我不能为他而死。"馨玲抽泣着："我父母把我养大，把我捧在手心里，我却差点被他害死。所以，我心里真的一直很恨他。"馨玲放声痛哭。

周老师让馨玲妈妈的代表走到馨玲身后，抱住她，给她支持，对她说："馨馨，你被吓到了。谢谢你能活下来。我们不会责备你，现在没事了。你不该一个人冒这么大的危险。不管你做了什么事，不管你犯了什么错，我们永远都是你爸妈。"

馨玲哭得上气不接下气，我让她转过身，被妈妈的代表抱着："深呼吸。想象自己失血就快死掉的时候，妈妈都在抱着你。年轻的时候，我们吃了一点亏，做了一些傻事，但是我们活下来了。深呼吸，感觉现在是安全的。"

有了妈妈的支持，馨玲开始可以面对她的初恋男朋友代表。

馨玲流着泪，声音发抖："你知道吗，当时我差点把命都丢了……"

初恋男朋友代表看着她，慢慢低下头："对不起。"

过了一会儿，馨玲也慢慢软化下来，跟着周老师的引导："当时我对你很认真，很可惜我们做错事了……""我也有责任，我们都吓到了。"

"你是我第一个男朋友，我们曾经彼此相爱过。很可惜我们分开了，我愿意负起我的责任，我也把属于你的责任还给你……你在我的心里永远有一个位置。再见了，我祝你幸福。"

双方握着双手，看着彼此，告别了对方……

面对完初恋男朋友代表，让当事人为自己所做的负责后，周老师才进一步探索家庭动力，问起馨玲爸爸的状况。

"我一直觉得我爸的一言一行都能左右我的神经。"馨玲说。

"所以，你心里只爱你的爸爸，别的男人就只能做朋友，不可能进入夫妻关系。"

"嗯，我有一点点恋父。"

"不止一点点。"周老师笑道。

"我很小的时候就一直觉得，我要找一个像我爸一样的男朋友。我爸年轻的时候挺潇洒的，他长得有点像周恩来。"馨玲笑了笑。

"在精神上，你跟你的爸爸就像伴侣一样，但是心理上又觉得需要和这些男朋友们在一起。你要从这里走出来。"

"在我心里深处，我经常会渴望，睡在我爸妈中间。"馨玲困惑地看着周老师。

"是的，你要跟你的爸爸在心理上说再见了。"周老师郑重地说。

问到爷爷奶奶的情况，馨玲说，奶奶很早就去世了，她没有见过。但具体什么时候去世的，她爸爸也从没提起过。为什么会这样，馨玲也不知道。

爸爸的代表早就已经转到很远的后面。

周老师看了看，对馨玲说："喔，原来如此，你爸爸在深层里，想跟随你的奶奶。你怎么可能嫁到别人家呢？如果你离开了，就没有办法再把爸爸留住。所以，你要待在家里面把爸爸拉回来。对奶奶的过世，他从来都没有跟你提起过，表示他还没接受这个事实。"

我们加进一个奶奶的代表，父亲的代表立即开始向奶奶移动，最后靠近奶奶身边，但却不愿意看奶奶（图6-6）。

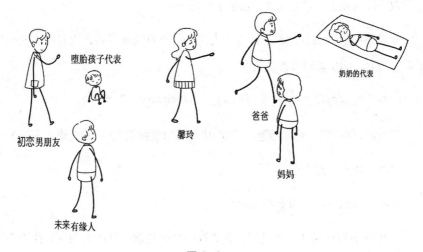

图6-6

周老师引导馨玲面对他们说："爸爸，我没有想到，你是这么的爱奶奶。奶奶，我连你是怎么死的都不知道，爸爸从来没有告诉我。"此时，爸爸的代表哭泣着向奶奶跪下来。

"也许是奶奶死得太突然了。"周老师继续引导馨玲对爸爸说："爸爸，我会陪着你为奶奶做一些好事的。"说着，馨玲跪下来，给奶奶磕了三个头。

"爸爸，我也看到奶奶了。求求你接受奶奶的过世。"馨玲在引导下跪到父亲身旁，拉着父亲的手臂，劝说着。但是，馨玲的父亲，无论如何不愿意看向自己的母亲。馨玲急得又哭起来。

"奶奶，我是你的后代。现在我看到你了。我会陪爸爸为您做一些好事。"周老师引导馨玲说出这些话后，帮奶奶的代表整理好姿势衣物，让她安详地躺着。爸爸很难过，慢慢看着奶奶哭泣着（图6-7）。

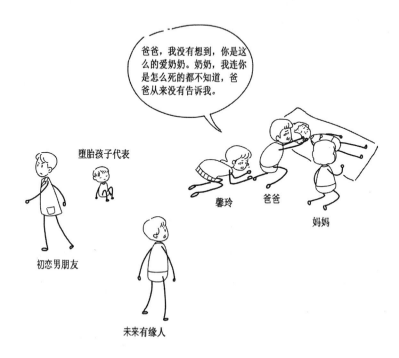

图 6-7

　　"我要回到我自己了。"我引导馨玲，并告诉她："做你自己，不要代替爸爸的位置。做一个女儿和孙女能做的事。"

　　接着馨玲走到妈妈的代表面前，她跪在妈妈面前（图6-8）说："妈妈，对不起。我没把你放在眼里，却把自己的生活搞得一团糟。原谅我对你的批判，原谅我很想取代你，觉得你不够好。我重新尊重你是我妈妈。"

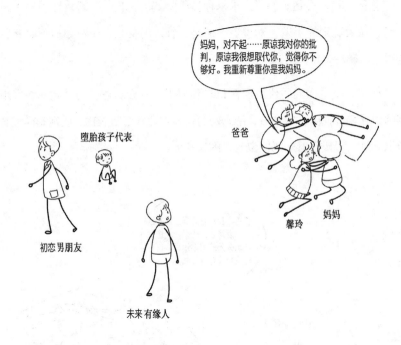

图 6-8

　　这时，妈妈的代表走上前，伸出双手拥抱因惭愧而啜泣的馨玲。馨玲也紧紧抱住了妈妈。过了一会儿，馨玲突然问道："那我爸爸怎么办？"

　　看馨玲眼中仍有不舍，周老师对她说："当你的爸爸不能接受奶奶过世的事实，心里就会有一股力量想要跟随。如果未来真能如他所愿，也未必不是一件好事。所以你要尊重他的决定，这是他想要的。但是如果你一直想把他抓住，这个时候你就没有办法找到自己的幸福。而将来你父亲临走的时候，他的心愿也不能圆满。

他的心愿就是希望能够看到他的儿女活得幸福。所以你的责任就是要让自己幸福，这个时候你的爸爸不管是否过世，他才会真的安心。"

馨玲转身对爸爸说："爸爸，如果你要离开，我尊重您的决定。但是我会让自己幸福。我绝对会让我自己幸福来报答您。现在我不会再抓住您了，谢谢您。"说完这些话，她给爸爸鞠了三个躬。

"还有，你自己有几个堕胎的小孩，你已开始为他们做一些纪念的事情了，那非常好。这些前任伴侣你要对他们表示尊敬，每一个前任都要在心里给他们一个位置。"

馨玲转身面对四个前任男朋友一一鞠躬，并对他们说（图6-9）："我向你们道歉。我没有真心想和你们在一起，只是利用你们来陪我。对不起。我祝福你们，希望你们都可以过得幸福。"馨玲真诚地说。

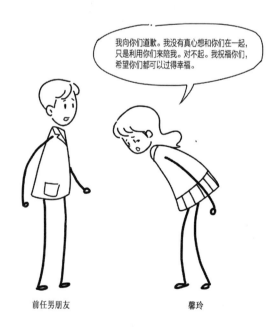

图 6-9

这时，未来有缘人的代表表示："刚刚在她承认前任男朋友位置时，对她开始有了一点点感觉。但是觉得她自己心里也要调适。"

馨玲对未来有缘人说："我愿意全力以赴，为我们未来长久的幸福，我愿意负起自己的责任"（图6-10）。

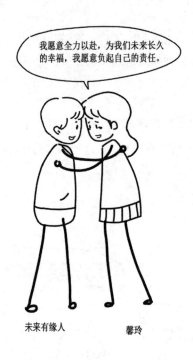

图 6-10

未来有缘人慢慢向馨玲移动，馨玲也缓缓靠近未来有缘人。当他们终于拥抱在一起时，馨玲靠在未来有缘人的肩头，哭泣起来。

"不要哭，不要哭。"周老师提醒，"不要把未来有缘人当成又一个爸爸。"馨玲抽泣了一会儿，镇定下来。

"用自己的眼泪吸引来的男人，吸引来的都是爸爸。所以，快乐一点，看着未来的有缘人。跟他打招呼，你好，让你久等了……"

馨玲抬起头，平静了下来，一抹自信的微笑，如实地看见这位有缘人，真正地看到他了。

然后两人深情相望许久，慢慢地再次靠向彼此，最后拥抱对方……

排列告一段落。

第四步"合"　扣回主题；内化过程；回家之后；行动建议。

周老师邀请馨玲坐回身边，总结嘱咐她："把自己整理好。第一个关键在于自己的心。我愿意为自己的幸福负责，无论经历多少困难，我都要让自己幸福。只有这样，才是对爸爸最大的爱与感恩。还有，就是陪爸爸为奶奶做一些好事，也为你堕胎的孩子做一些好事。把你的聪明转成智慧，把智慧转成勇气和行动。好吗？"

馨玲点点头，眼睛放出光芒。

"好了，祝福你。"

【案例解析】

通过馨玲的个案，我们应当能够清楚地了解，馨玲之所以成为大龄剩女的家庭动力与心理动力。首先，她想要拯救自己的父亲，不尊重自己的母亲，这样的爱明显违背了序位法则。如果想要改变，那么首先她需要回到女儿的序位上，尊重父亲和母亲之间的关系。再者，她与前任伴侣的纠结尚未和解，这部分五大法则都牵涉到了。对于所有的前任伴侣，在自己的心里，都应当给予承认，并给他们每人一个位置，并调整不公平的对待，表达情绪，面对事实，然后和过去的关系和解，让过去成为过去。

最后，堕胎的孩子也是影响她难以进入婚姻的动力，尤其第一个孩子拿掉时的恐惧与自责，罪恶感的经验阻止她进入真正的婚姻。唯有愿意负起堕胎的责任与罪恶，在心中给每个孩子一个位置，才能重新迈向幸福。

案例3 "给自己一个机会！"：夫妻问题、沉溺酒瘾、开快车

　　工作坊约一百人，第一天一开始，周老师开场告诉大家，在工作坊里不要只看到自己的问题，要从每个排列里找到答案。

【排列操作】

第一步"起"　建立关系；厘清问题；收集信息；达成共识。

　　话刚说完，未等周老师提问，四十岁的阿海便冲到台上直接坐上当事人的位子，急着请周老师帮忙。

　　对此情况，周老师告诉阿海："一直集中在个人的问题，会失去更大的收获。"

　　但阿海一再请求从他开始，拜托了很久，最终在周老师的坚定态度下，阿海只好一脸无可奈何地回到自己的位子。

　　周老师对所有学员说："我有没有帮他？"好几位学员点头了。

　　"如果他刚刚有学到一些东西，他就有机会改变了。"

　　第二天一开始，阿海又主动跑到前面，鞠躬请求周老师让他开始，而他也终于如愿坐上主角座位。

　　然而，开始沟通想要改变的状况时，又让阿海如实呈现了他的状况——着急，但尚未做好准备。

　　因为在阿海回答周老师的这句"我们要一起做些什么"时，他从"爱喝酒""好色""爱开快车""自觉虚伪"，到最后似乎明确又不明确的"想对我老婆好一点"的答案，问题绕了一圈又一圈，却怎么也说不出他真正"想要做什么"。

终于，阿海承认自己"不知道"要做什么！

是的，自己不知道要什么，别人当然也不会知道，即使排列了，也很难排出什么结果。

因而周老师再次请阿海坐回，并鼓励他给自己一点时间沉淀，让心沉淀，并与心联结出真正他"想要的"！

阿海吐了一口气，极不情愿地退下，直到下一个新的排列工作准备开始……

第二天下午，同样的，不等周老师提问，阿海立即冲到周老师面前，还当场跪下，请求周老师让他开始。

周老师对所有学员说："大家听过'礼多人必诈'吗？"

周老师请他上座，这允许让几经被拒的阿海非常激动，只见他大大地吐了一口气，甚至脸都涨红了。

然而就在周老师开口说话时，阿海又着急地插话了，对此，周老师要阿海慢点，但阿海仍坚持发言。

"在精神分析里，有一个重要理论叫'客体关系'，也就是治疗师跟当事人之间的关系。一个当事人怎么去对待治疗师，就会反映出他的问题情况。如果当事人与治疗师的关系修复好了，他与其他人的关系也会修复好。"周老师给了学员与阿海一个机会。

阿海又着急地辩解，要求周老师为他排列。

周老师摇头，请他下去。

阿海拒绝下去，不断辩解。

周老师问所有学员："请问大家，他是怎么对我的？他对我有尊重吗？"

下面几个学员回答："没有！"

"你怎么对待我，就是你怎么对待你太太的方式，如果你对我尊重，你跟你太太的关系就会改善。你先下去沉淀吧！"

于是，周老师再次请阿海回到座位，未料，这个邀请的动作却引起阿海情绪不满，几经沟通，阿海似乎认为周老师并不愿意帮他，同时还认为其他学员似乎也不支持他，只见他从当事人的位子上站了起来，径向大门走去，在此过程中，他的愤怒毫不保留，先是用力地踢了座椅，最后则大力甩门而去。

"给你自己一次机会，如果你自己愿意留下来的话。"周老师对着门外的阿海说。

当下的阿海被愤怒控制，离开了会场。

机会是不常有的，但机会也一直都掌握在每一个人手中。

翌日，阿海选择回到团体，同时也选择了不急不躁，安静坐在自己的座位上，直到周老师主动邀请他。

"今天他来了，给了自己一个机会，没有很急地跑上台，他学到了，对他来说真的是不容易。"周老师给了阿海肯定与勉励。

听着周老师这段话，阿海的眼泪开始滚落，不管是因为什么，此时此刻都已经过去，不再重要，毕竟内在的焦急渐缓，也让他听见心中真正"想要的"："我想解决和我老婆的问题。"

第二步〝承〞 选择代表；探索动力；询问历史；揭露真相。

是的，跟着心灵移动、找寻，生命才会找到真正的出口。

周老师选择了一个人代表阿海，一个人代表他太太。

就算此刻的阿海是低着头闭眼生活，感觉茫然，即使太太也选择和他保持距离，一路后退，但希望仍在，就在他闭眼仍然前进的脚步中，也在太太始终仍投以关怀的眼神中。

"夫妻问题，是先生的错还是太太的错，有时候不能只看表面，也许还有更深的问题。"周老师解说。

深埋的问题是什么?

周老师选择了一个人代表阿海，六个人代表家族男性长辈。

当早逝的曾祖父、因太太而自杀的爷爷，以及不幸过世的外公、舅舅等出现后，隐约间，也拉出了一条线索，一个让家人们无法正视的事，在那里有一个像黑洞一样的引力，吸引着家族中男性的生命选择——朝向死亡。

看见了驱策生命走向黑暗的力量，周老师告诉阿海："你的心里面要有很强的意念、很强的愿望，不要自暴自弃，这个时候代表你的人才有可能开始改变。"

语毕，阿海原本仍飘忽的双眼，开始能专注地看着曾祖父的眼，还让他上前对曾祖父又拍打又拉拽，那动作似希望曾祖父能活过来。

死去的人当然不能活，所以曾祖父告诉阿海："这是我的命运，我也没有办法!"

当真相从"亡者"口中说出，阿海的心便感知到一股很深的悲伤，沉重的悲伤压得阿海双腿跪下，以为准备面对，未料当他把手放到曾祖父的心胸时，他却很痛苦地紧抓自己的胸口，像强忍着什么一样，再一瞬间，他开始疯狂地抓着自己的胸部、腹部，还大声喘息着，隐约间似有什么要爆发出来，但他仍努力压抑着。

周老师鼓励阿海让感觉"出来"，允许发出声音，不一会儿，阿海却慌张惊怕地大叫着："肚子好痛，我肚子好痛……"

只见阿海辛苦地闭着眼，伴着哀号，一声又一声地喊着"痛"，这的确很痛，不只是痛失至亲的哀恸，更是阿海认同了不幸命运的家族男性祖辈，承接了他们的痛苦。

第三步"转"　寻找解决之道，将被排除的男性祖先放回心中的位置，尊重其命运，解除认同，回归序位。

只有面对了，看见了，这份不幸的认同才能被切断。

周老师一再提醒阿海："要睁开眼睛，不要闭起来……"在伙伴的陪伴下，在周老师的支持下，阿海终于能睁开眼睛，慢慢安静下来。

心渐渐安静，阿海起身来到曾祖父身边，忽地又一跪，双手自然合掌，对着曾祖父磕头，并有气无力地对着他说："我看到你了，你在我家重新有一个位置，请你安息。"

祝福容易，要给出承诺就难了许多，当周老师要阿海说出"我会好好照顾我自己"时，阿海竟用力地紧闭双唇。

所幸，头脑意识层的"不愿意"最终阻止不了身心潜意识的"愿意"，只见阿海忽地大口喘气，连咳了好几声，随即还呕吐了起来。

这一吐，吐出了他长久以来的紧抓不放，放下从曾祖父、祖父那里承接的情绪，开始解除了对家族男性长辈不幸命运的认同。

"我会好好照顾我自己，请曾祖父安心。"再次回到曾祖父、祖父等男性祖先的身边，阿海已能专注地看着他们的眼睛，并给出承诺。

当阿海说出承诺，妻子也愿意移动到他的身边，然而面对着妻子，也许是刚收回的男性力量太强，让阿海有些招架不住，他腿一软，又哭又吐了起来，然而这就像一场洗涤，借由呕吐、哭泣……

当阿海再次站立起来时，已经能好好站稳，面对妻子，并很有力量地拥抱妻子！

在阿海一次又一次给自己的机会中，他也给了一切一个机会，让一切回归他本来的秩序和位置，其中，也包括阿海回到他自己此时此刻的生命位置。

第四步"合" 扣回主题；内化过程；回家之后；行动建议。

结束排列后，阿海当下分享他的念头："已经十几年没有回乡了，今年清明我决定回乡拜祭他们。"

小小分享让人看见了爱的转动，当他重新尊重家族的男性长辈，不再无意识地跟随，他和妻子之间这份爱终于在他们的家庭中变得茁壮。

不到两个月，周老师收到阿海的朋友寄来的一张照片，照片中的阿海像在沙滩度假开心地笑着，他说："这是我几十年来，最开心灿烂的笑容。"

【案例解析】

（1）当事人不等排列师叫他就直接冲上台，要求排列师帮他做排列，这表示他对排列师是不尊重的。如果排列师在他的威胁下做了排列，这时候不但帮不到个案当事人，接下来现场所有人都会用抢夺威胁的方式来做排列，这时候排列师就失去了主导位置，整个现场将会变得混乱失序。因此，一个排练师首先要有自己的尊严，如果当事人不尊重你，你是无法帮助到他的。

（2）很明显，当事人家族中早逝的曾祖父、自杀的爷爷，以及不幸过世的外公与舅舅，他们的地位与命运在这个家是没有被尊重承认的，因而成了这个家族的黑洞，这些男性长辈在这个家族里是空缺的，因此当事人用酗酒、开快车等沉溺行为来填补心中这个空缺的黑洞。

（3）当当事人认同了家族男性长辈时，会承接这些男性长辈的情绪和感受，甚至会发生和他们类似的命运。解决之道就是支持当事人重新尊重并承认这些男性长辈，并且在心中给他们每个人一个位置，尊重他们的命运。如此一来才能够解除这份认同，不再无意识地跟随他们，并能够用自己的方式与太太和好，重新经营自己的婚姻。

案例 4　错站到儿子的位置：父亲未圆满的前任伴侣与孩子

38 岁的李红塔坐在周老师身边，她觉得自己的人生很混乱，右手不时地抚着胸口，提到自己每次听到或说到"位置"时，胸口就会发闷。

【排列操作】

第一步"起"　建立关系；厘清问题；收集信息；达成共识。

她说，常觉得自己的人生站错了位置，不管是兄弟姐妹的位置，或是感情上的三角关系，都让她有种找不到对的位置的混乱感。特别是在父亲刚刚让她知道的，在她之前，他父亲原来还跟另一个女人有个儿子的真相："去年，我爸对我很失望，他说我没有能力接他的工作，如果他的儿子还在不知道有多好。"红塔失落地红着眼眶。

周老师说："也许是你的爱错位了……找回自己的位置很重要，那会帮助我们进入真正名正言顺的关系。"

第二步"承"　选择代表，揭露真相。

周老师选择了父亲、之前的女人和儿子，当事人红塔以及红塔母亲的代表。

面对父亲之前的女人和儿子，知道他们之间没有结婚证书，而且也早已失联，但显而可见，他们之间的感情不只存在过，甚至不曾分离，所以父亲把她视为他的儿子，女人也为了儿子试图要接近红塔与之互动，不过在母亲的守护下，红塔始终与女人保持距离。

诚如排列所揭露出来的，被期待像儿子一样的红塔，因为女儿身的事实，让她难以靠近父亲，同时也因为父亲上一段未能圆满的关系，让她错站了"儿子"

的位置而无法融入这个家，不知道怎么爱。

战时的悲剧，是已经发生的事实，但是要怎么面对？这成了他们要站回自己位置的关键。

"对不起，我抛弃了你们，让你们自生自灭。"爸爸红着眼眶对着女人和儿子说，女人牵着儿子的手，身体微微颤动。

红塔听见父亲这么说也感到心痛，她还动了想靠近他们的念头。或者红塔的胸口发闷是为父亲承担心痛，心疼他们母子，因为爱无法流动呀！不管她有多心痛，也无法代替爸爸的儿子，无法取代哥哥成为长子，她还是必须回到"妹妹"的位置，做妹妹能做的事。

第三步"转"　寻找解决之道，回归序位。

红塔站到自己的位置亲自面对，等待着父亲向他们介绍她。一句"这是我的女儿"让红塔终于回到"妹妹"的位置，不再是爸爸那个失联"儿子"的替身。即便儿子心中有着悲伤，女人对儿子仍有心疼，最终所有人等的还是一个圆满，而圆满的最好方式便是，彼此传递出接纳对方的善意与意愿。

周老师邀请红塔来到自己的位置，一同看看家中成员的位置。红塔和母亲向他们母子一鞠躬，肯定了他们存在的位置。

"您是我父亲第一任太太，虽然你们没有结婚，但是你在我母亲前面，我母亲在你后面，我尊重您的位置，也接受您的儿子是我的哥哥，我是妹妹。"周老师引导红塔对他们说。

就这样，每个人的位置都有了重新的移动。于是兄弟姐妹，包括未出世的弟弟，以及父亲在母亲之后另外结识的两位阿姨，家人全数站到自己的位置上。

第四步"合"　扣回主题；内化过程；回家之后；行动建议。

红塔回到自己的位置。

周老师说："好好看看他们，好好感觉一下自己的位置。"

这时候红塔说："我有点紧张！"

是的，就要回到自己的位置，回到自己这个家，看似没有变化，事实上却有很大的改变，这是一种重生的感觉，任谁都会紧张。

"不管命运如何，这是你的位置。"周老师说。

终于有了自己的位置，也终于能回到自己的位置，那是让人喜悦的，红塔几度低头看着脚下站立的位置，一份稳定踏实的神情在红塔脸上出现，不一会儿，她说："我很确定自己存在的感觉了。"

是的，回归序位，站在自己的位置，真正存在的感受会越来越明确。

【案例解析】

（1）有时候位置是自己站错的，有时候是家人把我们推到不属于我们的位置上。在这个当事人里，父亲的前任伴侣没有被承认，原本是第一任的太太变成了外遇。而当事人在系统动力的推动下，为了填补这个空洞的位置，无意识地认同了父亲的这位前任伴侣，让自己在感情上也落入了混乱的三角关系模式。

（2）再加上父亲对于儿子的愧疚感，促使当事人在无意识里要变成爸爸的儿子，站到了儿子的位置，以满足爸爸对儿子的期待，因此失去了自己作为一个女儿的肯定。

（3）所有的序位排列组合起来，真正要圈起来的是爱，位置乱了，爱便难得圆满。虽然当事人的父亲不在现场，但是当她在排列里有机会看到这一切，她便开始调整自己内在的状态，带着尊重的心态，把属于父亲的前任伴侣与哥哥的位置还给他们，让自己回到女儿的位置，不再无意识地受到系统的牵连纠葛。是的，找回自己的位置是那么重要，只有在自己的位置上，才能真正地做自己。

案例5　"他为什么经常乱发脾气？"：丈夫承接了他母亲的愤怒

　　黎松与曾婷这对夫妻一同来到工作坊，希望能够良好沟通，找寻夫妻相处之道。

【排列操作】

第一步"起"　建立关系，厘清问题。

　　黎松："我觉得妻子是个好女人，但有时候太强势了。"

　　曾婷："我觉得我丈夫是个完美的男人，在很多细节上都做得很完美。可是我不明白他为什么经常会突然大发脾气？"

　　黎松："我也很困惑自己为什么会不受控制地大发雷霆？"

　　周老师："完美？我们来看看这完美的背后是什么？这个脾气背后是什么？"

第二步"承"　选择代表；探索动力；询问历史；揭露真相。

　　排列代表：丈夫、妻子。

　　丈夫代表往后退。

　　周老师问黎松："你爸妈的关系怎么样？"

　　黎松："他们从我小的时候就常吵架，有时候挺激烈的。"

　　周老师选择丈夫父母的代表加入排列。

　　透过代表的移动，发现这位丈夫的爸妈两人远远地站着，互不相看。妈妈慢慢靠近自己的儿子，想要牢牢抓住孩子。但是孩子很害怕，想要逃开。不难看到妈妈与孩子的这段关系是错位的爱，妈妈把对丈夫的期待放在了孩子身上，无形中想把孩子拉到自己丈夫的位置上。

出于对自己父母的爱，这位丈夫极力想把妈妈拉向爸爸，极力想要父母在一起。然而这个"极力撮合"的动作遭到了父母双方的极力抗拒。

妈妈对爸爸有许多的愤怒，不想靠近爸爸。

第三步＂转＂ 寻找解决之道，回归序位，支持当事人用觉醒的爱代替盲目的爱。

黎松真正看到自己对父母的盲目之爱。

我对他说："你要从想为妈妈承担的心情中走出来，不要再介入爸妈之间的事了。"

"好！"

我让黎松本人进入排列，并且引导他带着觉知从爸妈的中间走出来，对妈妈说："亲爱的妈妈，我爱你。但这是你跟爸爸之间的事，我没有办法替代爸爸，我只是你的儿子。"带着一份觉知，黎松慢慢地从爸爸妈妈中间走出来，并且向他们两个鞠躬。然后这时候他才能够转身面向太太。

在整个排列过程中，妻子自始至终关注着丈夫，并陪伴在丈夫身边。看到怒火背后的一系列事实，妻子心里全是对丈夫的心疼与怜爱。

"你太太的强势也许是想要你看到她吧！"周老师说。

黎松深情地看着太太："对不起，让你受委屈了。"

太太的眼泪缓缓从脸颊流下来。两人深深地相拥，仿佛时光停止了。

第四步＂合＂ 祝福。

周老师与这对夫妻握手："祝福你们！"

【案例解析】

（1）"完美"是孩子对"完美父母"的期待，希望爸爸妈妈或其中一方是完美的。这个世界上不存在完美的人，这个道理我们头脑中都懂，然而心理上却总期望能够拥有完美的伴侣，这样的人就像孩子般对伴侣投射出"完美父母"的要求，夫妻间将没有办法像成人般彼此对待，最终会以失望收场。解决之道是什么？首先就是要尊重自己父母的不完美，尊重父母如实的样子。这样我们才能够像成人一样也尊重另一半的不完美，尊重生命如实的样子。如此一来，我们才能够找到内心真正的平静。

（2）想拯救或撮合父母，都违背了序位法则。孩子就是孩子，并不能自以为是地让父母按照自己的期望去生活。父母有着他们自己的相处模式，他们之间的问题也只能够由他们自己去面对、去负责，孩子卷入其中并不能解决问题，反而打乱了父母与孩子的序位。

（3）双重转移：丈夫的愤怒，其实是自己的妈妈对爸爸累积的愤怒，而他承接了妈妈的愤怒，但他并不是将愤怒朝向父亲，而是将愤怒转向了妻子，这就是所谓的"双重转移"。这些突然的怒火，探究起来其实并非莫名，都是儿子对妈妈盲目的爱，唯有看到这份爱，并带着尊重回归自己的序位，这样才能够将这份盲目的爱转化为成熟的爱，他们的夫妻关系就自由了。

案例6 孩子的便秘与口臭：无法释怀的死亡事件

【排列操作】

第一步 "起" 建立关系；厘清问题；收集信息；达成共识。

坐在个案当事人位子上，秀琴害羞且小声地说想了解十岁女儿的口臭问题，这种状况已出现一年多，几次治疗之后，孩子便拒绝再进医院。就在不久之前，女儿则对她说："口臭可能跟便秘有关。"这番话让秀琴忽然有感，决定尝试排列。

"是的，口臭也是一种信息，可能跟便秘有关，都是放不下一些人或过去的一些事。"周老师说。

"而且，有时孩子为这个家承担，她会抱着那个病不让它好，因为当那个病好的时候，就帮不了这个家了。"周老师继续解说着。

一个小孩子竟然就有口臭，可怜天下父母心，这份担心要转变成好好面对，弄清孩子到底背负着什么未竟事件，家里到底有什么放不下的人或事。

第二步〝承〞　选择代表；探索动力；询问历史；揭露真相。

选择代表：女儿。

女儿代表上场时，只见她一直往后倒退，头不仅低低的，右手还按着下腹，那模样让秀琴看了也皱起眉头，突然间这让她想起了家族里的伤心事——当时还年轻就自杀的大伯与叔叔。

周老师加入代表：大伯、叔叔，以及他们的父母（秀琴的爷爷奶奶），还有秀琴的爸爸。

家中有人自杀，最不容易面对的肯定是父母，诚如秀琴的爷爷，当他看见两个躺在地上的儿子，情绪一定控制不住，愤怒、哭泣外加大声吼叫，让旁观者也深切感受到失去爱子的痛。

秀琴早在大伯与叔叔出现时就掩面哭泣，她的奶奶则站在丈夫的身边默默掉泪。

"自杀者的父母要面对白发人送黑发人，是很难过的事。"周老师说。

当然难过不舍，那不舍之情还牵连着后辈子孙的心。爷爷闭着眼大喊着："不甘愿！不甘愿啊！"

排列至此，同时也透露出秀琴女儿的问题，原来是与家庭中无法释怀的死亡事件有关。然而，父母的"不甘愿"是很正常的，毕竟辛苦养儿育女，孩子如此轻视性命，让为人父母的怎么不心痛。只是逝者已矣，他不知道这一声声不甘心，是会绊住后辈儿孙的脚步，绊住他们的未来。看着秀琴的女儿移动到外曾祖父身边，周老师补充道："当第一线的父母没有办法面对时，孩子就会跑到第一线，那孩子就会承担这一些！"

果然，最令人担心的事出现了，秀琴父亲的代表直接躺到大伯与叔叔的中间。秀琴的女儿说："我好想去拉他（秀琴大伯）的手。"这都是想为家里承担，甚至想跟随着一起死去。

"只因这些事实没有好好面对，好好放下。空出的位置自然有人会去填补，像秀琴的父亲，又像秀琴的女儿。"

此时，周老师对着秀琴说："越没有真正面对，情绪会一直压抑在家族里，甚至还会带到子孙这一代。"

第三步"转" 寻找解决之道，尊重事实，回归序位，放下过去，让爱流动。

该面对的终于要面对了，爷爷奶奶靠向大伯与叔叔，趴在地上痛哭失声。秀琴深呼吸后，然后牵起女儿的手，一同给大伯与叔叔深深鞠了一躬，即使奶奶大声哭喊着"我不要"，但是眼前的事实始终要被接受。

残忍的事已经发生，即使无法接受也要尝试接受，只要心中愿意保留一个位置给逝去的人，愿意容纳这其中存在的爱，那么家族之爱的能量终会成为动力，以帮助家族成员好好活下去。

真正的情绪流动后，带来的是一份宁静祥和。所有过世的人，包括秀琴的爷爷奶奶，都安息地平躺在一起了。

最后，秀琴看着女儿说："谢谢你帮我们看见这一切，我们自己会去面对。妈妈会好好活下来，也请你好好活下来。"

排列至此告一段落。

第四步"合" 扣回主题；内化过程；回家之后；行动建议。

周老师对秀琴说："回去之后为大伯、叔叔，还有爷爷奶奶他们做些纪念的事，然后带着尊重放下他们。"

周老师问女儿现在什么感觉。

女儿说："现在我感到很轻松，肚子也好了。"

【案例解析】

（1）家里发生的自杀不幸事件，若没有真正的哀悼，情绪会一直压在那里，没有真正过去。一般人们常会用压抑或忽略的方式面对，或者是念念不忘，这几种方式都没有办法让这些情绪真正过去。唯有真正的哀悼，表达悲伤，让原始情绪适度流动，经过一段时间后，像这样的事件大概三年，然后就慢慢地放下了。如此一来，家族的这些情绪就不会转变成替代情绪，不会无意识地影响每个家人，也不会让孩子们承接，转变为承接情绪。

（2）孩子是家里的一面镜子，尤其年幼孩子的身体症状更反映出家里的情况。家族压抑的情绪会被孩子吸收，然后从身体、心理或行为中表现出来——便秘就是其中的一种。

案例7　与领导发生冲突，怎么解？——人际关系与父亲的关联

周老师开设一年的系统排列钻石成长班，针对人生最重要的六大主题进行探索，真正达到成长改变。在这一讲"工作、金钱、事业"的主题里，金浩皱了眉头，

深深地叹了一口气，做出一个愁眉苦脸状。周老师笑着说："看来你真的有很大的困扰呀。好吧，我们一起来看看，怎么解开你的困扰。"

【排列操作】

第一步"起"　建立关系；厘清问题；收集信息；达成共识。

金浩说，自己在工作中，因为人际关系处理不好而常常导致工作、事业不顺，尤其是自己常常与直接领导发生冲突。他自己也不明白为什么总是发生这样的事情，他好像就没有跟自己的直接领导有过意见统一的时候。可是有一点特别奇怪，那就是他却可以和大领导相处得很好。

"正是因为这样，直接领导总认为我想要顶替他的位置。但其实，我真的没有想要顶替他，只是无法认同他工作中的策略与方向。"金浩很苦恼地说着，甚至感觉自己很委屈，被直接领导这么误会。

"那我们就来看看你跟直接领导到底发生了什么，我们要怎么去解决这个矛盾冲突。"

第二步"承"　选择代表；探索动力；询问历史；揭露真相。

周老师说完，让金浩选出一个他自己的代表，一个直接领导的代表。

在这两者的排列中，"金浩"与"直接领导"靠得很近，认为这个人没有资格做自己的领导。而"直接领导"则认为"金浩"没有站在合适的位置上，让他感觉很不舒服。

周老师接着说："其实，你对领导的这种抵抗，是你内心深处对权威的反抗与抵触。那么，这个权威是谁呢？实际上是你爸爸，你是在对抗自己的爸爸。你把自己与爸爸的相处模式，不自觉地带到了工作中。"

金浩被这番话震住了，若有所思地点点头。

他承认，长久以来，自己与爸爸一直都是对抗的紧张状态。其实小时候，爸爸对自己一直都很好。可是在金浩11岁的时候，他感受到，一切突然都变了，爸爸常常偷偷地狠命掐他，经常对他很凶，也会动手打他。金浩不明白到底发生了什么。他开始恨爸爸，并且认为爸爸不是他的亲爸爸。

在日常生活中，金浩与爸爸基本上没有什么语言沟通，他内心一直怨恨着爸爸。正是生活中、工作中这些糟糕的人际关系，导致他开始嗜酒。

周老师在排列中加入"酒"和"亲生父亲"的代表，发生了什么变化呢？

排列场域呈现出，亲生父亲的代表一直在找寻什么。而"酒"刚刚加入，很快就躺倒在地，并抓着"金浩"的脚死活不放。最后，"金浩"和"酒"拥抱在一起。

"亲生父亲"的代表则是慢慢靠近金浩，把手放在他的背后，给予他支持。从这里，我们看到：父母永远都是我们背后的支持，给予我们力量。

第三步"转"　寻找解决之道，表达情感，回归序位，感恩事实，让爱流动。

周老师将金浩本人带入排列。

金浩面对"爸爸"，反复且大声地喊道："为什么？为什么？为什么要打我？为什么？"

这份压抑了二十多年的愤怒，金浩终于释放出来。从金浩有些臃肿的身躯上，我们似乎可以感受到那些压抑在心底的愤怒是那样强烈而沉重。毕竟，那些负面情绪在他的身体里累积了二十多年。愤怒释放了。

接着，要看到底层的爱了。爱在哪里？

周老师开始引导金浩对"爸爸"说："谢谢你，让我和妈妈都活下来了。""谢谢你抚养我长大，给我食物，让我接受教育。""谢谢你！谢谢你为我所做的一切，我愿意承担这些代价。"

金浩开始看到"爸爸"的爱了，但是金浩是否也爱爸爸？爱在哪里？

周老师带着金浩来到"亲生父亲"面前，引导他说："亲爱的爸爸，谢谢你为我们承担这么多压力，如果打我可以减轻你压力，我愿意。"

金浩对"爸爸"说完这带着爱的关键句，号啕大哭，现场无不动容。

是的，爸爸对儿子的爱，儿子对爸爸的爱都被看到了……

当金浩内心真正放下对爸爸的怨恨，理解爸爸时，奇妙的是，排列呈现出："酒"也逐渐离开了金浩。看到排列呈现出来的这个画面，金浩高兴地笑了："我现在觉得自己变得很轻松、很舒服。"

第四步"合"　扣回主题；内化过程；回家之后；行动建议。

看到金浩轻松的笑容，同学们都开始为他鼓掌，庆祝他即将开始的新旅程。对，放下过去、承担代价、接受命运，前方就是美好的新旅程。

不久之后，收到金浩写来的感悟信：

"从懂事起，我就一直不接纳父亲，但却和父亲越来越像。这一讲，最大的收获是，放下对完美虚幻的期待，如实地看待一切，比如父母、自己、爱人、子女、身边的一切以及整个世界。我一直缺少安全感和稳定感，经常恐惧、焦虑，老在寻找什么。那天做了关于父母的排列后，我感觉非常踏实、安全、温暖和有力。父母的优点就是现在我的样貌，我想具有父母的优点，就是我一直追求的。在个案里，我看到自己的纠结在哪里。我不接受父亲，但越抗拒，我就越像父亲，自己也越来越痛苦，像陷在淤泥里，拼命挣扎，却无济于事。我是父母共同的儿子，身上就兼具父母的特点，如实地看到这些，尊重父母，接纳这一切。

今天回到公司，在周会上，我又想习惯性地对领导产生不满和对抗。这时，我想到了序位，应该尊重他的位置，感恩有他，祝福他。人马上变柔软下来。会议气氛非常好，我们的关系也有些改善。感谢系统排列！感谢周老师！"

【案例解析】

当事人将对父亲的情绪投射到直接领导的身上，就像未成熟的孩子希望父亲是"完美的父亲"，此时他也会希望直接领导是完美的领导。但是如果一直没有觉察到这样的心态，他就会一直保持着自己是一个失望的孩子的心态，对爸爸失望，对领导失望，对所有和他相处久的人都失望，然后就用酒精来逃避这种空虚感。但是喝再多的酒也无法填补这种心中的空洞，换个领导最后也会产生相同的感受，为什么？因为这个空缺的源头是心中没有接受自己的爸爸，爸爸在他心中是一个空洞。因此，只有放下孩子般要求完美父亲的期待，重新接受父亲如实的样子，重新尊重父亲，将父亲放到所属的位置，才能填满心中的这个空洞，成为一个成熟的人，接受父亲的不完美，接受领导的不完美，面对这个世界如实的样貌。

案例8 我背不了你，但我会陪伴你：助人者的自我整理

小黎是助人工作者，她对工作有一些迷惘与冲突，不知道自己该不该继续做助人工作。

【排列操作】

第一步"起" 建立关系；厘清问题；收集信息；达成共识。

小黎在回答周老师的提问时，脸上出现了困惑，她纠着眉心，吐了口气，然后才慢慢说出心里的话。"对工作有一些迷惘，我不知道，我适不适合或该不该继续做助人工作，因为有时候会有一些冲突。"小黎轻轻吐息，然后耸了耸肩，继续说出冲突的感觉："我觉得是一种压力。"

周老师明白地点头，感同身受地回应："的确，这样的工作并不容易。压力？

是怎样的压力？是面对个案吗？"

小黎抬起头想，然后缓缓回答："就有一些'分离'的那种部分……"

"分离，你静下来想想，是否在你的生命经验或家庭里面发生过类似的事……"

周老师引导小黎回到内在，去探寻那个"分离"。

"我……想到我妈。"小黎忽然哽咽。

小黎强忍着悲伤，慢慢说着往日故事，她的父亲在接连两次车祸后，终因新旧伤交错，最终还是离开了，就这样她成了单亲小孩。

看着小黎的痛苦，无力地诉说着，周老师补充道："如果在你帮助的对象里也有相似的事件，那会带给你很大的情绪压力。我们要好好整理一下自己，也许能让它变成我们的助力。"

小黎听着，点点头，就这样，她开始面对，开始体验让压力化为助力的过程。

第二步〝承〞　选择代表；探索动力；询问历史；揭露真相。

场中出现了很特别的组合，除了小黎和她的父母代表外，还加入了她所帮助的个案的代表。

"这个个案代表是一个检测剂，检测当我们面对这事件之后，再面对他们时，可否带来什么改变。"周老师解说。

就在周老师说明时，"小黎"已移动到"妈妈"身边，但"妈妈"却是时而看向远方，时而低头，始终未正视"小黎"。看着躺在地上的"父亲"，看着神情茫然的"母亲"，"小黎"忽然对着"母亲"跪下，不停哭泣。

此景让人明白，原来让小黎怀疑自己与目前工作适合与否的主因，是跟她的母亲有关。

"小黎想帮妈妈，同时也生妈妈的气，也许她气妈妈不够坚强。"周老师说。

小黎低下头，似乎默认了。

第三步"转"　寻找解决之道，表达忏悔，回归序位，尊重事实，活出自己。

我把小黎本人带进排列，让她自己面对。

"妈，对不起，我以为我知道的比你更多，我以为我比你更懂，谢谢你仍一直照顾着我们。"小黎一边说一边哭，同时更感谢母亲的坚强与照顾。

在周老师的引导下，最后，她哭着承认自己的错："我尊重你面对爸爸过世的方式。"

小黎终于觉察到自己的错误了。

语毕，小黎对着"母亲"鞠躬，表示完全的尊重与身为女儿的谦卑。

听见女儿的哭泣认错，小黎"妈妈"转身看了女儿，然后慢慢蹲下，慢慢把女儿抱在怀里，呵护轻抚。

好美的一幅画面，当母亲表达了对女儿的理解，理解她想帮助母亲的心，小黎"妈妈"对女儿说："谢谢你，足够了，妈妈希望你自己过得更好，拥有自己的幸福。"

小黎明白地点点头，她拭去眼泪，答应母亲："妈妈，谢谢，你是大人，我是小孩，我把属于你的责还给你，我会负起我自己的责任，让自己过得幸福。"

是的，每个人能背负的只有自己的责任，同时每个人都有能力让自己过得幸福。

接下来，跟着母亲一同面对父亲死去的事实，小黎也感受到平静的力量，一种因为已能面对死亡的内在平静。

"爸爸，请您平安离开，请您安息，我会找到我的人生，用你们给我的生命，好好生活，以感谢你们。"再一次，小黎对着父亲承诺活出父母传承的生命力量。

生命的力量是很具影响力的，就像小黎所帮助的个案的移动，随着小黎的内在变化，他一步步靠近小黎，最终也表达了自己所感知到的："一开始我的焦点都在她的身上，但不想靠近，后来当她跟妈妈和解后，就想接近她，就是有股力量吸引我往她那边去。"

第四步 "合"　扣回主题，内化过程，行动建议。

周老师："这样就好，每一个人肩上能背负的重量有限，而每个人能背负的只有自己应挑的担子。要记得对爸爸的承诺，让自己过得快乐。所以除了做助人工作外，其他时间，不妨找个愿意同行的伴，大家一起唱唱歌、聊聊天，一起出去玩，好吗？"

小黎微笑着："好！"

是的，轻松中，忘了天已昏暗，忘了脚下的疼，可难题却已一一过关。

【案例解析】

（1）作为一个排列师或助人者，我们要觉察到"自己到底想帮谁"，答案往往是自己的父母或家人。如同上述个案想帮的是自己的妈妈，她认为妈妈面对爸爸过世的方式是错误的，应该按照她所认为的方式，这样不仅没有尊重妈妈，且违背了序位法则，更让自己也逃避了与爸爸真正分离的过程。因此，作为一个助人者要把自己整理好，不需要完美，但至少是有余力可以分享的。因为当生活中还有令我们困扰的问题时，这时候就较难用轻松的方式面对个案，因为个案的类似问题很容易勾起我们的情绪，此时我们心中便会产生压力或无力感，感到一种想帮却没有底气的厌烦。

（2）在周老师所教导的排列师训练课程里，常令人感到惊叹的是，作为一位排列师，如果我们自己有什么样的议题未通过，我们就会遇到什么样的个案，感觉就像老天安排以帮助我们解决自己的问题。因此，一位排列师不是要成为所谓"完美"的人，而是要把这些议题都当成是我们成长的资粮，是学习如何助人的考验，当我们自己从中获得突破，掌握了这门转化艺术，我们就成为一个见证者，更有力量支持与陪伴个案突破他们的问题，这时候双方会一起成长。

因此，系统排列师的工作不是将个案问题"解决了"，而是一种"将问题转化"的过程，化烦恼为智慧，化愤怒为慈悲，通过这个成长转化的过程，共同为生命服务。

第七章　如何提升观察力与感知力

一、 观察力与感知力

（一）排列师训练观察力与感知力的原因

（1）研究肢体语言的先锋阿尔伯特·麦拉宾发现：一条信息所产生的全部影响力中，仅有7%来自于语言，38%来自于声音（包括语音、语调及其他声音），剩下的55%则全部来自于无声的肢体语言。

系统排列的过程直接触动当事人的潜意识及集体潜意识，所以当事人的语言往往不够真实直接，提供的信息也未必准确，当事人经过头脑加工分析过的认知可能和真相相去甚远。这就需要排列师具备较强的观察力和感知力，既能够听取当事人的描述，又能够有觉知地搜集到场域中的重要信息，发现隐含线索，寻找解决之道。

（2）当排列师能够与当事人产生共情，当事人感觉到自己是被理解的，对排列师的信任度和开放度都会增加，与此同时当事人会对排列更投入，排列操作会更加深入和精准。

观察感知力也可以支持排列师觉察到每个个案的特质和不同，用适当的方式支持个案。

（二）排列中观察感知的对象

排列中当事人往往会用自己的生命经验和价值观去阐述定义生命中发生的事情，排列师不能仅仅依据当事人的描述进行判断，或停留在头脑层面分析个案，更重要的是观察感知当事人的整体特征和内在深层心理动力，比如说当事人的外在特征传递出怎样的信息？当事人因为怎样的生命经历而有了当下的生命状态？当事人内在的信念价值观是什么？当事人为什么会在生命中遇到这样的议题？什么议题是当事人目前最需要面对的？

观察感知的内容包括以下几种。

1. 观察感知当事人的整体特征

（1）观察当事人外貌，包括面部特征、总体感觉和细节状态，比如眼睛中的神采、嘴角的弧度、皱纹的分布、外貌比实际年龄显大还是显小。

（2）观察当事人的衣着体形，比如衣服颜色的深浅，感觉沉重还是轻松，是否符合当事人的年龄，是流行款式还是过时的样式，衣着整洁程度，是否得体，以及体形的胖瘦、脂肪的多少、整个人是否沉重拖沓。

（3）观察当事人的行为和反应模式，比如走路的姿势和路线、和人交流的眼神、面对压力时的小动作、下意识的行为，与排列师身体距离的远近、坐椅子的姿势和位置等。

（4）观察当事人在讲述事实和个案排列过程中的表情变化、身体语言和情绪流动，通过细节感受当事人的内在变化。

2. 观察感知当事人和代表的身体语言（注：以下举例仅供参考，并非绝对，需以现场判断为准）

（1）双手交叉相握置于身体前意味着保护和拒绝的内在意识，可能需要提醒当事人放开双手，采取更为放松的姿势，双手自然下垂。

（2）眼神的游离代表潜意识拒绝真实的交流，或者拒绝与对方联结。

（3）握拳往往代表愤怒和攻击。

（4）身体僵直或者不能动代表紧张、恐惧或生命力冻结。

（5）身体倾向某一边代表有潜在的影响动力，身体向右下方倾斜则可能存在过世亲人的动力影响。

（6）眼睛远望或紧盯着某处意味着潜意识里还牵挂着家族里某位较早的长辈；

向下看往往代表家族里过世的亲人或者夭折、流产堕胎的孩子；向上看往往代表不愿面对某些事实，或受到家族内某位被排除的长辈的影响；眼神游离并向场域外寻找往往代表家族内有失踪、走散或送养的亲人。

3. 观察感知当事人和代表的位置、表情、动作与移动

（1）眼睛没有看对方，而朝向场域外的方向，潜意识中往往有离开关系的趋势，预示着可能有家族的未竟之事或者被排除的人吸引了这个人，形成了家族动力的吸引。

（2）无法靠近对方，保持一定距离或者后退，可能是对于对方还有一些怨恨、内疚或是没有被满足的爱，也可能是将对原生家庭某个成员的感受投射到对方身上。

（3）夫妻面对面但保持距离，可能预示着其中一方或者双方都对对方有着对各自原生家庭中父亲或者母亲的投射。

（4）身体无力，蹲下或者躺下，意味着生命力的流失；守在过世的人身边并且想躺下来，意味着对于这位过世亲人的追随。

（5）在场内或急或慢地转圈，可能意味着家族里曾经有人特别渴望寻找某位亲人但没有结果，后代认同并追随了这一行为。

4. 观察感知系统中谁不见了？谁想要离开？

排列师要秉承整体法则为整个系统进行工作，而不仅仅为当事人服务，排列师要观察感知系统中谁被遗漏、忽略和排除了，把被系统遗忘或排除的人放在心中，将这些家族成员重新带回系统，恢复他们的归属权。

通常被排除的原因有以下几种。

第一，某位家族成员因为发生了令人难过的事情，例如意外、自杀、重病等，其他成员无法接受他的不幸，所以在心里有意无意地把他遗忘。

第二，某位家族成员做了某些事，例如侵占他人钱财、暴力犯罪、诬告等，其他成员无法接受他的行为，所以在心里把他排除，他在家中毫无地位，大家不认为他是家里的一分子。

第三，某些家族成员很小就夭折或被送走，他们也有权利归属于这个家，但其他成员却忽略或遗忘了他们，这也是一种排除。

二、如何训练感知力

（一）静心训练

静心是一份自我观照，培养我们的内在定力和觉知，提升我们的感知力。

静心训练可帮助排列师成为好的信息接受者，为生命服务。静心可帮助排列师在排列中处于超然的情绪之中，保持联结场域中的信息能量，但不纠缠于具体的事件中，允许更大的生命力量通过自己运作。

日常静心的方法有许多，如打拳、打坐、瑜伽等，静心最好的练习方法是在日常生活中的每个片刻专注于当下，行、住、坐、卧皆是静心。

（二）观摩个案和实操个案

排列师通过观摩导师操作个案和自己实际操作个案可以提升感知力，排列师的感知力是通过大量的排列个案累积训练出来的。

同时在生活中要随时注意观察不同类型人群的外表特征、行为方式、情绪反应模式，以及应对不同环境的变化，必要时可以向对方求证或在谈话中根据谈话内容观察对方的细微反应，建立起外在行为表现和内在情绪反应的联系。多调动自己的视觉、听觉、触觉以及意识等感知器官，以专注却又开放的方式，安于当下，回归中心，自然可以感知足够多的信息。

（三）排列中没有企图心

排列师是整个场域的联结者，当我们把做代表时那份"无为"的感受带入排列中，顺应"道"的力量，敞开我们自己，就可以感知到更多的场域信息。当排列师愿意放下小我的欲望，在适当的序位上让生命大道的力量通过我们去做一些事情的时候，感知力就会得到提升。当排列师想要设计某种排列或企图通过排列达成某种目标的时候，就无法联结感知了。

（四）日常生活训练

日常生活中训练感知力的方式有很多，比如在电话铃声响起的时候，首先感知一下是谁打来的电话；在陌生的地方不要急于看地图或者问路，用身体感知哪里是正确的方向；用放松扫描方式来感知身边人的心理和身体能量状态。

三、感知力提升练习

（一）AB 扫描法

步骤一：2人一组，分为A、B角色。

步骤二：首先请B站好，请A认真地观察B站立的姿势和位置、身体的方位、面部的表情，请A从头到脚认真地扫描B的每一个身体部位和表情，持续2分钟左右。

步骤三：请A站到B的位置上，体验通过B的位置，感知到怎样的信息，B的身体感受是什么，内心活动是怎样的，持续2分钟左右。

步骤四：请A给予B回应，与B交流感知到的B的感受，测试感知到的信息与B的内在感受有哪些是吻合的，有哪些是存在差异的。

步骤五：A与B互换角色进行感知。

（二）情绪感知训练

步骤一：在纸上写出一个描述情绪的词语，比如兴奋、哀伤、愤怒等，可以写出2～3种情绪，同时加入一张"空白"的纸。

步骤二：将纸张空白的一面朝上，写有情绪词汇的一面朝下，让每个人依次站在纸上去感知分辨每张纸上的字代表怎样的情绪。可以采取两队对抗比赛的方式，也可以采取全体成员依次感知的方式。

（三）身份感知训练

步骤一：在一组互相认识的同学中，由老师暗中选择一位同学作为被代表者。

步骤二：老师请一位同学站在小组同学的前面，扶着他的肩膀，将其设定为刚才暗中选择的被代表者；

步骤三：当此位同学在这个位置上充分感知了自己所代表的人物感受后，把信息传递给下一位同学继续感受。依次按照顺序让这个小组的同学都感受过后，大家相互交流讨论这个人物的特征和细节感受，并确定谁是被代表的那位同学。

步骤四：由老师公布正确答案。

（四）人物、地点、事件信息感知训练

步骤一：所有人分成A、B两队，分别想出可以组成一句话的三个要素，即"姓名，在哪里，干什么"；

步骤二：两队分别把"姓名""在哪里""干什么"写在三张白纸上。

步骤三：请两队分别将三张纸写字的一面朝下放在地上，请对方成员依次站在纸条上感知纸上的信息内容。

步骤四：A、B队感知后写出对方纸上的内容并揭晓答案。

第八章　系统排列操作中的团体练习

一、团体暖身练习

（一）相互问候

【目的】

加强参与人员的相互联结，加强互动。觉察自己的行为模式，提及父母的内在感觉。

【步骤】

（1）与身边的人相互问好，可以用眼神和微笑进行互动，也可以采用握手、点头或拥抱的方式。

（2）站起来，随意走到场地中间，和每一个人打招呼、问好。内容是："您好，我是某某某，我是某某某和某某某的儿子（女儿），认识您很高兴！"

（3）导师想要停止互动的时候可用语言提示："刚才的你是如何表现的呢？是主动一些还是被动一些？是走到场地中间还是绕着边缘走？你是面对每一个人都感觉友好，还是觉得顺眼的才打招呼呢？你在介绍自己和父母的时候内心的感觉是什么呢？提到爸爸和妈妈的时候感觉谁更亲近更温暖呢？在听对方介绍自己的时候你是用心还是敷衍呢？你能记住几个人的相貌和名字呢？……"

（4）重新走动起来，不需要语言，走到每一个经过你身边的朋友面前，在心里面对对方说："我喜欢你，我愿意和你在一起，我愿意支持你，谢谢你！"用眼神传递你心里的爱与支持。

【导师讲解】

通过这个小小的活动，大家有没有觉得场内的气氛悄悄发生了变化，好像多了一些爱的温暖和相互支持的力量。我们通过相互影响建立了一个属于这个课堂的场域。还有，你要始终带着对自己内在的觉知参与到课程中来，让心更打开，这样你的收获才会更大。

（二）等边三角形移动练习

【目的】

体会系统的特点、个体之间的相互影响、个体与整体间的相互影响。

【步骤】

（1）邀请全体参加人员随意站立在场地各个地方，任意选取场内的两个人为坐标，使自己和这两个人保持等边三角形。

（2）在大家选定位置基本停止时，导师选取一个人带离场地，要求大家继续保持等边三角形，可以看见大家又开始重新变换位置，由静变动。

【导师讲解】

这就是系统中当一个个体发生变化时，会带动其他个体以及整体都发生变化的原理。

【备注】

例外情况是，当带离一个人时场上没有任何变化，这就是没有人选择此人为参照坐标。导师需要及时调整，可以用幽默的方式化解："看来你很幸运，没有一个人选择你为坐标哦！"这时需要选择另外一个人将其带走，直至场上人群开始移动。

二、身体觉知练习

（一）走路的觉知

【目的】

通过在场内走路的方式觉知自己的内在和行为模式。

【步骤】

（1）请大家利用场内的所有空间，随意走动并保持沉默。导师中途喊停，提示：刚才你走路是快还是慢？是朝向同样的方向还是无序的方向？迈步时身体感受如何？心里是否担心会撞上人？和同伴擦身而过时感受如何？即将要撞上人的时候，心里又是如何想的？

（2）请继续行走，这次请完全闭上眼睛，并保持对于自己身体和他人的觉知。导师再次中途喊停，提示：这次你是否完全闭上眼睛？是否信任身体的觉知？情绪是怎样的？走路的方向有没有发生变化？步伐是否变小？有没有撞上他人？那时感受是怎样的？

（3）有没有一些发现，和身边的一位朋友交流一下。

【导师讲解】

在行走的过程中，我们在与环境和他人互动，也在与自己互动。如果用心的话，你会发现自己的一些信念模式影响着自己的行为。

（二）身体位置的觉知：基础版

【目的】

通过位置的变化体会不同的身体感觉。

【步骤】

（1）在场内任意邀请一位陌生人作为练习的同伴。两人并肩站立，体会自己内在的感觉，是紧张还是放松？是舒服还是难受？目前的距离是否合适？需要调整的话是远一点好还是近一点好？再感觉你和同伴之间，谁的力量比较强一点，谁相对弱一点？谁的阴性力量强，谁的阳性力量强？

（2）交换位置再次体会上述内容，可以调整为前后、面对面、背对背等不同的位置体会内在感觉的变化。

（3）再交换到最初的位置去感知和第一次有没有什么不同。

（4）双方用3分钟分享一下自己的感觉。

【导师讲解】

通过位置的变化，我们能觉察到不同的感受。这些都是我们身体的本能，直觉力是每个人天生都具备的，我们所需要做的就是唤醒身体的这种能力。接下来的排列就需要利用身体来工作，而这项工作是人人都可以做的，没有什么神秘的。

（三）身体位置的觉知：进阶版

【目的】

通过交换到同伴的位置感知对方的身体反应。

【步骤】

（1）和同伴面对面站立，保持沉默。只需要观察对方的身体姿势，是站得比较挺直，还是略有弯曲？双脚分开是呈正八字还是倒八字，还是基本平行？脚跟着力比较大，还是脚掌着力比较大？腰胯比较松还是比较紧？手臂自然下垂还是紧贴身体？下颌是抬起的还是内收的？面部表情是怎样的？全身的肌肉是紧张的还是放松的？

（2）双方交换位置，你要全然站在对方的位置上努力和他保持一样的身体姿态。用内在去感受对方的身体感受，哪里不舒服，哪里紧张，内脏有无疼痛，头脑的状况如何，好像是扫描仪一样去扫描同伴的身体状况。

（3）再交换回来自己的位置，再次体会自己的感受。

（4）双方用3分钟时间交换分享自己的感受。

【导师讲解】

大家可以发现我们具有感受别人身体感受的能力，在别人的位置上我们可以读到一些信息，这些信息通过身体感受的方式告诉我们的大脑。面对一个陌生人，短短几分钟我们就可以读出这么多的信息，在家里朝夕相处的亲人更是彼此影响，相互了解。

三、集体排列练习

（一）与妈妈或爸爸联结的排列

当父母给了我们生命之后，我们到底还想从父母那里得到什么呢？

我们的妈妈生下我们，其他的一切我们都可以从他人那里得到。如果我们对妈妈一直抱有更大的期待，好像妈妈还应该给予我们更多的东西，用更好的方式对待我们，我们的内在就一直处于匮乏之中，就无法长大。当孩子可以接受妈妈如实的样子，就可以通过妈妈接收这个世界所给予的更多礼物。

2人一组，一人代表自己，另一个人代表当事人的妈妈。

步骤一：请自己和妈妈代表面对面站着；

步骤二：请自己看着妈妈代表的眼睛，从那双眼睛里，我们看到妈妈如实的样子，静静地看着妈妈，当我们看着妈妈的时候，我们内心里浮现了怎样的画面？当我们看着妈妈的时候，我们有什么感觉？我们是觉得自己比妈妈大，还是觉得自己比妈妈小？我们怎样看待自己的妈妈？无论妈妈的代表这时有什么感觉，都请保持站立，看着自己的孩子。

步骤三：请孩子的代表有什么曾经想对妈妈表达而没有表达出来的，借此机会表达出来，请妈妈代表看着自己的孩子。

步骤四：请孩子用自己的方式对妈妈表达感谢，感谢妈妈给予生命这份最珍贵的礼物，也请妈妈给孩子一个机会表达自己的感谢。

步骤五：请妈妈扶起孩子，如果妈妈的心中有一句想要对孩子说的话，就请妈妈告诉孩子。

（二）面对疾病的排列

3人一组，一人代表自己，一人代表疾病的症状，一人作为当事人。

步骤一：当事人排出自己的代表的位置，并排出疾病代表的位置，觉察自己和疾病之间是怎样的关系。

步骤二：询问疾病的代表有怎样的感觉。

步骤三：当事人觉察疾病想要传递给我们怎样的信息。

步骤四：当事人询问疾病的代表想要当事人怎样做才会觉得更好。

（三）与金钱关系的排列

3人一组，一人代表自己，一人代表金钱，一人作为当事人。

步骤一：当事人排出自己的代表和金钱代表的位置，觉察在心中自己和金钱是怎样的关系。

步骤二：金钱代表跟随场域自由移动，当事人觉察自己的代表和金钱代表是怎样互动的。

步骤三：当事人问金钱代表："你的感觉是什么？""我要怎样做，你才会更开心？"

（四）尊重家族女性长辈命运，活出自己生命的排列

步骤一：请家族女性长辈的代表们站成一排。

步骤二：请年轻的女性代表们站成一排，看着家族的女性长辈们，请求她们允许自己和她们拥有不一样的人生命运。

步骤三：请年轻女性们转身，面对男性，慢慢走向男性，与男性的能量联结，感受彼此的信任。

四、内在排列冥想

有时当案主与自己的内心已有较深的联结，而案主议题的解决之道也很明显，此时不一定要排出实际的成员代表，或排列师与案主在进行一对一的个案时，就可引导案主进行内在的系统排列。

有时在课程里遇到的议题是大部分学员的共同议题，就可引导所有课堂学员进行内在的系统排列。

当我们进行内在排列时，如果能够让自己进入得足够深，则与外在排列有相同的效果。因此，当排列师引导内在排列时，请务必要让自己和参与者都以一种真诚且专注的方式进行，越真诚、越专注越好。

排列师要先引导参与者以一种中正且专注的姿势坐着，慢慢闭上眼睛，感觉自己的呼吸，感觉自己的心，让自己完全专注在当下。

内在排列之出生的感谢

首先让我们来看看我们的生命，当我们得到"生命"这份礼物的时候，我们知道它的珍贵让我们难以回报，那么该怎么办呢？如果我们可以表达对父母的感谢，我们就会感受到自己身处在这个生命的洪流里，感受到一种完整与平静，同时也会让我们回到自己的序位上，了解接下来该怎么做了。

好，现在让我们进入内在的排列。

我邀请大家把自己凝聚起来

回归中心

想象我们的亲生父母在我们的面前

看着他们

如果你没看过他们

仍然可以想象有两个人在你面前

因为事实上他们的确存在过

现在

请看着我们的亲生父母

对他们说：

亲爱的爸爸

亲爱的妈妈

谢谢你们把生命传给了我

为了让我得到这个生命

我们彼此都付出了代价

谢谢你们为我所付出的代价

谢谢你们把生命传给了我

我从别人那里

得不到这个生命

只有你们可以给我这个生命

你们给予，我接受

你们是大的，我是小的

你们是我最正确的爸爸和妈妈

没有人可以取代你们

亲爱的爸爸妈妈

你们永远是我的爸爸妈妈

这个关系永远不会改变

就算你们分开

就算你们之间有任何变化

我尊重你们之间的决定

我尊重你们互动的方式

但是在我身上

你们永远是结合的

永远不会分开

因为我的生命

就是你们爱的结合的最佳证明

亲爱的爸爸妈妈

我尊重你们面对问题的方式

现在我要回到孩子的位置了

回到属于我的位置

来经历我的生命

我会用你们给我的生命

好好地做一些好事

让它发光发热

这是我报答你们的方式

如果有可能

我也会像你们一样

把生命传下去给我的孩子

像你们对待我一样

如果我没有自己的孩子

我也会好好地善用这个生命

将你们给我的爱

传给更多需要的人

然后

深深地向你的父母鞠躬

越深越好

越慢越好

如果你想要也可以跪下来磕头

深深地感谢

好好磕三个响头

这不但是对父母至高的尊重

也是对父母背后那伟大的生命源头

最高的谦卑与敬意

深深地感谢

深深地感谢

亲爱的爸爸、亲爱的妈妈，谢谢你们！

好，现在请回到中正的姿势，把双手放在心上，把这个感动放在你的心里面，这个感动会一直陪伴你，凝听你感动的心跳声，那是真实的声音。

（摘自周鼎文著《爱与和解：华人家庭的系统排列故事》）

第九章　系统排列参与者常见问题答疑

一、系统排列的效用如何发生？

系统排列产生效用的原因有三。

第一是"人"的层面：改变我们看问题的方式，学会用成熟的爱面对所发生的事情。系统排列将一个人放到更大的整体系统中来了解，引导我们从系统的角度看待发生的一切，以改变自己的心态与行为。当我们看待事情的角度转化了，心态转化了，面对问题的方式也就转化了。

第二是"系统"的层面，帮助整个系统朝向生命五大法则，即更完整、有序、平衡、尊重事实与流动。当系统里每个人都回归自己的序位，负起自己的责任，背后的系统力量就不再是一种牵绊，反而成为一种支持的力量，支持我们去实现人生的理想。

第三是"道"的层面，生命的奥秘是高于我们意识层面的力量，它运作在万事万物里，也运作在系统排列的场域里。透过系统排列让我们有机会领悟生命的奥秘，遵循大道的律则与爱的法则，学会如何爱、如何活，支持我们回归"与道同行"的生活。

二、哪些人适合接受系统排列？

① 精神状态稳定，能照顾自己情绪的人；

② 人生遇到困扰，准备好面对问题的人；

③ 想改善家人关系、人际关系的人；

④ 想改善身心状况，让自己更快乐的人；

⑤ 想要让自己成长、生命更加绽放的人；

⑥ 想要让工作发展得更好、事业经营更成功的人。

三、什么时候需要做排列？

① 遇到困扰，已经努力过了，但是成效不好；

② 面对问题，不知道该怎么做，希望得到一个方向与支持；

③ 对于重大的人生抉择，希望能够有一个参考；

④ 对于公司重大决策、人事安排、经营瓶颈想找出好的解决之道。

四、做完一个排列后，我需要做什么？

① 只要让整个排列过程好好在心中沉淀，自己内心会产生力量，这时候你会知道该做什么了。

② 有时候排列师会交代一些具体的功课，那就一定要用心去完成，而不是应付，并做一段时间的功课，如此一来，不仅状况得以改善，自己也能获得成长。

五、同样的议题可以多次排列吗？

同样的议题不建议多次排列，除非自己已经努力一段时间而改善情况不明显，或者有其他新的信息出现，或者需探索其他动力的影响，这时候可以再进行排列。

六、如果本人不在场，是否可以做排列？

① 一般来说，如果本人不在场则不适合做这个人的排列，例如先生不可以做排列来改变太太，太太也不可以做排列来改变先生，但是都可以通过做排列改善两个人的"关系"。

② 但是有些时候本人不在场是可以做排列的，例如爸爸妈妈可以为孩子来做排列，哥哥姐姐可以为弟弟妹妹来做排列，但是哥哥姐姐所负的责任是比爸爸妈妈少一些的。

③ 有时候家族里有精神不稳定的人，作为长辈的也可以帮这位精神不稳定的家人来做排列，但这时候所做的排列不是针对这个精神不稳定的个人，而是针对整个家族。

总之，为不在场的当事人做排列不可以违背生命五大法则。

七、不同的系统排列师会带来不同的影响吗？

是的，排列师的素质所带来的影响是非常大的，每个明智的人都会选择合格、素质好的排列师来帮助自己。

八、为什么 " 代表 " 可以感应到不认识的人的感觉？

系统排列是以身体为基础（body-based）的工作，代表们将身体作为信息的接收器，当心可以静下来的时候，我们的身体就像接收器一样可以接收到许许多多的信息，包括不认识的人的身体感觉、心理感受、深层想法等，这是一种信息科学现象。

九、系统排列是一种催眠技术吗？

系统排列不是催眠。催眠会先输入一些指令，比如催眠师会告诉你："你的身体越来越轻松、越来越轻松。"但是系统排列并不会先输入指令，反而是通过排列场域的呈现，让我们得知一些信息，从问题中获得一些领悟与改变。

十、不同的人担任代表，反应是否会不同？

有位德国教授做了一个代表的实验，他选了不同的人代表同一个角色，结果他发现不同的人担任代表时，反应的"本质"竟是类似的，例如愤怒就是愤怒，悲伤就是悲伤，就算是不同的人当代表，反应的"本质"也是一样的；但是他也发现代表反应的"量与方式"会不大一样，有的人愤怒会握拳，有的人愤怒会咬牙切齿，有的人悲伤会流眼泪，有的人悲伤会哭出声。所以不同的人担任代表，其反应的"本质"会是一样的，而反应的"量与方式"可能会有差异。

但如果代表不够中立，比如代表在排列中把自己的情绪或经历带进来时，排列师就要郑重提醒他或者立刻更换代表。因为一名中立、经过训练且素质好的代表对整个排列的进行有着很大的影响。

十一、担任系统排列的代表是否有危险性？

系统排列的代表纯粹是通过身体来接收与感知信息，所以原则上并没有任何的危险性。但有时候会出现一种情况，那就是代表自己太想帮忙，想为当事人的家庭承担那些不属于他的责任，这时候排列师就要指导这个代表进行归还角色的动作，要求代表尊重他所代表的人，明确离开所代表的角色，以确保代表不会想把这些不属于他的东西扛在自己肩上。

十二、要学习成为一位优良的系统排列导师有什么要求？

第一，要有一位好老师，对排列专业有正知正念，而且是有品德的好老师。

第二，要对他人有感觉，有兴趣做与人互动的工作，愿意用心去感受他人，而不是只想将其作为赚钱的工具。

第三，一定要在自己身上下功夫，经历生活，领悟人生。面对自己的问题与盲点，先照顾好自己的身心与家庭，好好经营自己的工作与事业；另外，不断提升心性，坚持静心锻炼，在做人做事方面提升自己的德行。

第四，在专业上要不断精进，不断学习，除了系统排列外，还要学习相关的知识与学问。

做到以上四点，一定会成为一名优秀的排列师。

十三、家庭系统排列参与者事先准备事项有哪些？

请参与者事先准备、搜集下列信息（自己与父母的相关信息）：

① 家中是否有人早逝、早夭；

② 年幼时，双亲是否有人过世；

③ 是否有家人被送走，或有领养、私生子；

④ 父母是否为彼此的第一任关系（是否之前有结婚、订婚、关系密切的情人）；

⑤ 曾流产、堕胎；

⑥ 家庭秘密（例如成员被排除在外、遗产分配不均、不当得利等）；

⑦ 犯罪事件（如谋杀、被杀、伤害行为等）；

⑧ 家族中是否有重大疾病、行动障碍或成瘾习惯（如毒瘾、酗酒、赌博等）；

⑨ 曾有家人发疯、自杀、暴力事件；

⑩ 移民。

十四、学习系统排列必备读物有哪些?

海灵格：《在爱中升华》；

海灵格：《这一生为何而来》；

周鼎文：《爱与和解：华人家庭的系统排列故事》；

周鼎文：《家族系统排列：核心原理、操作实务与案例解析》；

郑立峰：《家庭系统排列——重建家庭秩序，让爱自然流动》；

老子：《道德经》；

曾子：《孝经》。

▌附录

道石国际系统排列学院简介（TAOS Academy）

道石国际系统排列学院（TAOS Academy）隶属于道石教育集团，是由国际著名导师周鼎文和游玉凤老师、易兰珍老师以及数位国际导师所创办之专业机构；乃由德国与中国系统排列学会所认可，致力于培育正知正念的系统排列导师，以提供最专业素质的服务；道石国际系统排列学院所认证的排列师是业界公认权威、严谨的排列师认证训练。同时，道石学院以促进个人成长、家庭幸福、企业成功为使命，举办许多课程，一起播下幸福的种子，与道同行，为人类的幸福和谐而努力。

道石国际系统排列学院（TAOS Academy）在我国北京、广州、深圳、淄博、青岛、南昌、内蒙古、台湾、香港等地，以及日本、新加坡、马来西亚等地都有公益活动与成长课程。结合一群志同道合的企业家、导师与学员义工，共同为我们自己与下一代开创平安、健康、喜乐的生活。